健康中国——职业健康保护行动丛书

RUHE YUFANG JINGZHUIBING

如何预防颈椎病

包大鹏 李 倩 编著

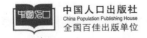

中国人口出版社
China Population Publishing House
全国百佳出版单位

图书在版编目（CIP）数据

如何预防颈椎病/包大鹏，李倩编著. --北京：
中国人口出版社，2021.1
（健康中国——职业健康保护行动丛书）
ISBN 978-7-5101-7342-4

Ⅰ.①如… Ⅱ.①包… ②李… Ⅲ.①颈椎-脊椎病
-防治 Ⅳ.①R681.5

中国版本图书馆 CIP 数据核字（2020）第 202610 号

如何预防颈椎病
RUHE YUFANG JINGZHUIBING

包大鹏 李 倩 编著

责 任 编 辑	刘继娟
装 帧 设 计	夏晓辉
责 任 印 制	林 鑫 单爱军
出 版 发 行	中国人口出版社
印 刷	小森印刷（北京）有限公司
开 本	880 毫米×1230 毫米 1/32
印 张	4.325
字 数	96 千字
版 次	2021 年 1 月第 1 版
印 次	2021 年 1 月第 1 次印刷
书 号	ISBN 978-7-5101-7342-4
定 价	28.00 元

网 址	www.rkcbs.com.cn
电 子 信 箱	rkcbs@126.com
总编室电话	（010）83519392
发行部电话	（010）83510481
传 真	（010）83538190
地 址	北京市西城区广安门南街 80 号中加大厦
邮 政 编 码	100054

出版者前言

习近平总书记指出："没有全民健康，就没有全面小康。"职业健康是全民健康的重要内容。我国是世界上劳动人口最多的国家。目前，我国就业人口超过7亿人，接触职业病危害因素的人群约2亿，职业病危害因素已成为影响劳动者健康的重要因素。工作场所接触各类危害因素引发的职业健康问题依然严重，职业病防治形势严峻、复杂，新的职业健康危害因素不断出现，疾病和工作压力导致的生理、心理等问题已成为亟待应对的职业健康新挑战。

2019年6月，国务院下发《国务院关于实施健康中国行动的意见》，决定实施职业健康保护行动。《健康中国行动（2019—2030年）》将职业健康保护行动具体化，确立了到2022年和2030年的职业健康保护行动的目标，对用人单位和各级政府提出了明确要求。该行动倡导劳动者个人树立健康意识，践行健康工作方式，积极参加职业健康培训，强化法律意识，加强劳动过程防护，提升应急处置能力；对高温作业人群，长时间伏案低头工作或长期前倾坐姿职业人群，教师、交通警察、医生、护士等以站姿作业为主的职业人群，驾驶员等长时间固定体位作业的职业人群提出了健康保护建议。

为了贯彻实施党中央、习近平总书记健康中国建设战略，落实《健康中国行动（2019—2030年）》的要求，普及职业病预防控制知识，提升劳动者自我职业健康保护的意识与技能，中国人口出版社组织专家编写、出版"健康中国——职业健康保护行动丛书",为推进全民健康贡献出版人的力量。

中国人口出版社

2020 年 12 月 11 日

目录
Contents

认识颈椎病

RENSHI JINGZHUIBING

第一节

什么是颈椎病

01 医学定义中的颈椎病

颈椎病又叫作颈椎综合征，是由于肩部肌肉劳损、颈椎椎间盘退变、颈椎骨质增生及颈项部韧带劳损后继发的肥厚或骨化、钙化等原因，刺激、压迫或影响了与之相邻的血管、神经、脊髓、食道以及气管等组织结构，影响其正常的生理功能，从而引起一系列相关临床症状的综合症候群。好发于 50 岁以上的中老年人，男性多于女性，但随着现代生活方式的改变，在年轻人群中也越发多见。

02 颈椎病有哪些类型及各型的主要表现

根据受累组织和结构的不同，颈椎病分为：颈型（又称软组织型）、神经根型、脊髓型、交感型、椎动脉型和其他型（目前主要指食道压迫型）。如果两种以上类型同时存在，称为"混合型"。

颈椎病分型

分型	病因	好发年龄	主要表现
颈型	是在颈部肌肉、韧带、关节囊慢性损伤，椎间盘退化变性，椎体不稳，小关节错位等的基础上，机体受风寒侵袭、感冒、疲劳、睡眠姿势不当或枕高不适宜，使颈椎过伸或过屈，颈项部某些肌肉、韧带、神经受到牵张或压迫所致。	多见于30~40岁女性。多在夜间或晨起时发病，有自然缓解和反复发作的倾向。	颈项强直、疼痛，可有整个肩背疼痛发僵，不能做点头、仰头及转头活动，呈斜颈姿势。需要转颈时，躯干必须同时转动，也可出现头晕的症状。少数患者可出现反射性肩、臂、手疼痛、胀麻，咳嗽或打喷嚏时症状不加重。
神经根型	是由于椎间盘退变、突出、节段性不稳定、骨质增生或骨赘形成等原因在椎管内或椎间孔处刺激和压迫颈神经根所致。在各型中发病率最高，占60 %~70 %。多为单侧、单根发病，也有双侧、多根发病者。	多见于30~50岁者，一般起病缓慢，也有急性发病者。男女患者比例约为2∶1。	颈痛和颈部发僵常是最早出现的症状。有些患者还有肩部及肩胛骨内侧缘疼痛。上肢放射性疼痛或麻木，沿着受累神经根的走行和支配区放射，具有特征性，因此称为根型疼痛。疼痛或麻木可以呈发作性，也可以呈持续性。颈部活动、咳嗽、喷嚏、用力及深呼吸等，可以造成症状加重。患侧上肢感觉沉重、握力减退，有时出现持物坠落。可有血管运动神经的症状，如手部肿胀等。晚期可以出现肌肉萎缩。

续表

分型	病因	好发年龄	主要表现
脊髓型	脊髓型颈椎病的发病率占颈椎病的12%~20%，致残率较高。合并发育性颈椎管狭窄时，患者的平均发病年龄比无颈椎管狭窄者小。多数患者无颈部外伤史。	通常起病缓慢，以40~60岁的中年人为多。	多数患者首先出现一侧或双侧下肢麻木、沉重感，后逐渐出现行走困难，下肢各组肌肉发紧、抬步慢，不能快走。继而出现上下楼梯时需要借助上肢扶着拉手才能登上台阶。严重者步态不稳、行走困难。双脚有踩棉花感。有些患者起病隐匿，往往是想追赶即将驶离的公共汽车，却突然发现双腿不能快走。 一侧或双侧上肢麻木、疼痛，双手无力、不灵活，写字、系扣、持筷等精细动作难以完成，持物易落。严重者甚至不能自己进食。 躯干部出现感觉异常，患者常感觉在胸部、腹部或双下肢有如皮带样的捆绑感，称为"束带感"。同时下肢可有烧灼感、冰凉感。 部分患者出现膀胱和直肠功能障碍。如排尿无力、尿频、尿急、尿不尽、尿失禁或尿潴留等排尿障碍，大便秘结。性功能减退。病情进一步发展，患者须挂拐或借助他人搀扶才能行走，直至出现双下肢呈痉挛性瘫痪，卧床不起，生活不能自理。

分型	病因	好发年龄	主要表现
交感型	由于椎间盘退变和节段性不稳定等因素,从而对颈椎周围的交感神经末梢造成刺激,产生交感神经功能紊乱。交感型颈椎病症状繁多,多数表现为交感神经兴奋症状,少数为交感神经抑制症状。由于椎动脉表面富含交感神经纤维,当交感神经功能紊乱时常常累及椎动脉,导致椎动脉的舒缩功能异常。因此交感型颈椎病在出现全身多个系统症状的同时,还常常伴有椎-基底动脉系统供血不足的表现。	/	头部症状:头晕或眩晕、头痛或偏头痛、头沉、枕部痛,睡眠欠佳、记忆力减退、注意力不易集中等。偶有因头晕而跌倒者。 眼耳鼻喉部症状:眼胀、干涩或多泪、视力变化、视物不清、眼前好像有雾;耳鸣、耳堵、听力下降;鼻塞、"过敏性鼻炎";咽部异物感、口干、声带疲劳;味觉改变;等等。 胃肠道症状:恶心、呕吐、腹胀、腹泻、消化不良、嗳气以及咽部异物感等。 心血管症状:心悸、胸闷、心率变化、心律失常、血压变化等。 面部或某一肢体多汗、无汗、畏寒或发热,有时感觉疼痛、麻木但是又不按神经节段或走行分布。以上症状往往在坐位或站立时加重,卧位时减轻或消失。颈部活动多、长时间低头、在电脑前工作时间过长或劳累时明显,休息后好转。

续表

分型	病因	好发年龄	主要表现
椎动脉型	当颈椎出现节段性不稳定和椎间隙狭窄时，可以造成椎动脉扭曲并受到挤压；椎体边缘以及钩椎关节等处的骨赘直接压迫椎动脉或刺激椎动脉周围的交感神经纤维，使椎动脉痉挛而出现椎动脉血流瞬间变化，导致椎－基底供血不足而出现症状。	/	发作性眩晕，复视伴有眼震。有时伴随恶心、呕吐、耳鸣或听力下降。这些症状与颈部位置改变有关。下肢突然无力猝倒，但是意识清醒，多在头颈处于某一位置时发生。偶有肢体麻木、感觉异常。可出现一过性瘫痪，发作性昏迷。

颈椎病的这些征兆你有吗

01 经常落枕

落枕的病因主要有两个方面：一是肌肉扭伤，如夜间睡眠姿势不良，头颈长时间处于过度偏转的位置；睡觉时枕头过高、过低或过硬，使头颈部过伸或过屈等均可引起颈部一侧肌肉紧张，颈椎小关节明显扭转，时间较长即可发生静力性损伤，使伤处气血运行受限，局部疼痛不适，动作明显受限，等等。二是感受风寒，如睡眠时受寒，盛夏贪凉，使颈背部气血凝滞，经络痹阻，以致僵硬疼痛，动作不利。

颈椎小关节结构比较平坦，关节囊比较松弛，活动度大，稳定性差。如果睡觉时枕头高度不合适，姿势不良，或受到风寒侵袭，就会发生关节囊滑膜充血、水肿，从而引起疼痛。肌肉也同时受到刺激，痉挛收缩，导致颈椎活动不利。落枕反复发作，可以使颈肌劳损加重，颈椎退变加速，并出现骨质增生，是青壮年过早患颈椎病的重要原因。因此，有的患者经常落枕，到医院检查后，常常被诊断为颈椎退化。

02 头晕头痛、颈部僵硬

头晕、头痛，颈、肩、臂、手痹痛等，是颈椎病最常见的症状。颈椎病的发生，通常指颈椎退行性变（俗称老化）导致椎间盘萎缩或膨出、骨质增生、韧带钙化，造成对颈神经根、椎动脉静脉、交感神经或脊髓的伤害，从而引发椎关节发炎（创伤性、无菌性），继而引起临床较复杂的多种症候群。当神经、血管受到颈椎病变部位的骨性压迫和炎症刺激时，就会在这些神经、血管支配的部位，如头部、颈背、肩至手部出现不适，甚至伤及脊髓而出现下肢症状。

因此，若出现头晕头痛发作或加重，与头颈部的姿势和活动相关联，就需要考虑颈椎病发生的可能，要及时就医。如病情较轻者，仰卧时正常，转侧或坐起就头晕或眩晕发作；上班时正常，当低头工作较久或工作过于紧张时，就出现头痛或头晕；中老年人患颈性头痛时，多同时有颈痛和肩臂麻痛。或者在耳背后的头骨下部（乳突部）至肩部用双手由上而下在颈两旁触摸按压，发病关节有压痛。

03 类风湿样手臂麻痛

手臂麻痛是神经根型颈椎病的典型症状。是由颈椎的关节错位、骨质增生、椎间盘膨出而造成的骨性压迫或刺激，伤及临近的神经或血管，使其所支配的肌肉、皮肤产生痛麻的不适症状。该型颈椎病以神经症状为主，会在颈神经分布的头部或上肢某部位，出现固定性、顽固性、位置很深的疼痛，患者会感麻痛、刺痛、钝痛、触痛或烧灼般的痛感，或麻木乏力、易倦怠等。

04 颈椎出现骨质增生

骨质增生不是老年人的"专利"，各年龄段的人，只要有颈椎损伤，就可能发展为骨质增生，它是骨关节损伤后的生理性代偿表现。因此，颈椎骨质增生是脊椎退化的表现。颈椎骨质增生的发生原因有二：一是由于外伤受损后的骨质增生，就像骨折后的骨痂形成，它填补了骨膜、软骨的缺损。这种骨质增生，如果不过分突入神经、血管通道内，或在两块颈椎骨前方形成骨桥，则与颈椎病发病无关。只有当骨质增生到直接进入椎管、椎间孔或横突孔，使管孔变形、变窄，从而直接压迫或刺激脊髓和神经、血管，造成损害，才成为病因。二是非因外伤发展而成的骨质增生，即正常的老化现象，多是轻微的唇形增生。其中骨质增生较重的，会占据颈椎孔道中的空间，从而减少颈椎正常的生理活动时的代偿范围，最终引发颈椎不适。

05 肢体冰凉，总是怕冷

若有肢体皮肤青白、发凉（或者充血发热）的症状，则可能是交感型颈椎病。交感型颈椎病是由于颈椎病的病因损害到交感神经节或椎管内的交感神经而导致的。除上肢血管舒缩功能异常，表现为皮色青白发凉或充血发热外，还有偏头痛，表现为颅内面部血管舒缩功能异常；或失眠、烦躁、多汗或无汗（因交感神经受损，功能紊乱，故出现相反症状）；或眼皮跳动、视力下降或疲劳，耳鸣、鼻咽过敏，心律失常，心悸胸闷或血压波动等症状。

凡已知患有植物神经功能紊乱、神经衰弱的失眠烦躁，或不明原因导致的心悸胸闷、心动过速、血压波动、眼和耳鼻喉神经性疾病的病患，患侧的头面或上肢会怕冷恶风，皮色青白，体温低于健康的一侧，或相反表现为皮色暗红发热等症状。患者经药物治疗效果欠佳者，即应考虑是否患上颈椎病。

06 曾有颈部运动伤或外伤史

颈段脊髓内的结构很精细、复杂，但凡因头颈运动伤或外伤引起的颈椎病，常会伤害到颈段脊髓，若伤及脊髓的运动神经区，患者便会出现肢体无力、下肢软弱或踩棉花感；若伤及脊髓前侧的"锥体束"时会出现类似帕金森病的双手震颤症状，到神经内科检查，可做出鉴别诊断。具有此类表现者，虽无疼痛，却属重症颈椎病，后果可能很严重，必须尽快接受检查，才能确诊。

颈椎病会引发哪些我们熟知的疾病

01 近视眼

近视的成因比较复杂，可分为"轴性近视"（属器质性病变）和"屈旋光性近视"（属功能性）。

近视也可能由颈椎错位引发，属于功能性近视的范畴。这是由于颈椎旁有交感神经节，当椎关节错位伤及交感神经时，会直接影响眼的调节功能；此外，脑部的视神经中枢是由椎动脉供血的，椎关节错位会导致椎动脉扭曲，导致脑部缺血缺氧，引起头晕、头痛，还会损害视神经中枢的功能。因此，若因颈椎错位引起视力下降，纠正颈椎错位后，有治愈的可能。

02 眼部病症

视力模糊、视力下降、眼花、眼干、眼痛、视物有重影、畏光流泪、眼睑跳动、眼睑下垂等，除了由眼部病变所引起之外，也有部分是由颈椎病导致的。由于颈椎病使颈部交感神经和椎动脉受到损害，导致脑内视神经中枢缺血和眼功能失调，从而发生多种功能失调的眼部病症。

其发病机理是当颈椎发生错位，因炎症刺激或压迫了神经节，使其神经纤维敏感，令眼神经中的血管收缩，引起视力下降、瞳孔反应不灵敏，令视力模糊、视物出现重影；而当颈椎的错位使血液循环受阻时，还会产生眼胀、近视、青光眼或视网膜病症等。此外，颈椎病还会引发眼干涩不适、眨眼频繁、眼胀眼痛、怕光流泪、突发复视（看东西有重影）、单侧瞳孔散大，重症者还会突发失明等情况。

03 失眠多梦易醒

失眠是神经官能症的一种表现，多因由脊髓发出的交感神经受刺激所致，其中颈椎失稳是众多致病原因之一。其发病机理是由脊髓发出的交感神经通过椎间孔时，受错位的颈、胸、腰椎的骨性刺激而兴奋，使入睡困难或睡而不宁。

若是长期失眠，工作时感到疲倦乏力，躺床后又感到烦躁不宁，若经多方治疗均有短期改善，但未能阻止病情的逐渐加重，又发现自己平日的身体姿势有问题，则要考虑是颈椎病导致失眠的可能。

04 原发性高血压

目前对原发性高血压的确切病因，仍不十分明了。专家在研究颈椎病过程中发现应用治脊疗法对一些原发性高血压患者有良好疗效，部分可停服降压药。不少 70 岁以上的患者痊愈后，只要预防颈椎病复发，血压亦能保持平稳。

05 老年性肩周炎

经专家研究证明，老年性肩周炎是一种特殊类型的颈椎病。如颈椎已发生早、中期退变，处于椎间失稳状态下，患者在外伤或端、提、背、举超重物件，或低枕侧卧、抱肩扭颈、高枕仰卧、俯卧扭颈等不良睡姿的诱发下，使颈椎第4~7节到胸椎第1节之间，某颈椎的钩椎关节前旋错位，或混合式错位，患者在熟睡中或睡醒后，出现颈部不适和肩部活动时疼痛。

这种颈椎错位与其他类型不同，因它只引起椎间孔"内口"变形狭窄（从颈椎斜位X线片可见椎间孔前壁钩突错位）。刺激或压迫神经前根和交感神经为主，重症者则为全孔变窄。钩突有骨质增生者，症状更重。按颈椎病因诊治，疗效显著。

预防老年性肩周炎，最重要的是应用保健枕和纠正不良睡姿。爱侧卧的中老年人，左、右两侧均衡地侧卧为佳，注意纠正抱扇、扭颈、仰头等的不良睡姿。60岁以上的老年人，侧卧时可用小型枕头将下方的手托起，减少扭肩幅度，均有预防功效。还要防外伤、肩部受寒、工作过劳等。

06 三叉神经痛

三叉神经痛常发生在成年人身上，以40岁以上的中老年人为主，女性略多于男性。

在脊椎病因研究中发现，三叉神经痛与颈椎退变、椎间关节错位相关，属脊髓型颈椎病的相关性疾病。专家经临床研究证明，原发性三叉神经痛与颈椎病相关。这些患者多因外伤、过度劳损或由于颈椎退变加重了原有的受伤情况，其中以上段颈椎关节错位者多见，因颈椎病损害到颈髓内的三叉神经脊束核，导致三叉神经发炎和退变。只要将其错位关节复正，并消除无菌性炎症后，便能治愈三叉神经痛。

07 顽固性呃逆

呃逆是膈肌（即横膈膜，分隔胸、腹两腔的肌肉膜）痉挛的一种症状，病因有多种：胃部疾病，或膈下病变亦可发生呃逆。对于一些呃逆原因不明者，或称为神经性者（临床上未查出消化系统的器质性病因），专家经研究，观察到 C3~C5 椎间关节错位（钩椎关节侧摆式错位者多）可引起呃逆，因为由 C3~C5 颈神经组成膈神经，此间的椎关节错位时，刺激到膈神经就导致膈肌痉挛，引起呃逆。

第四节

颈椎病与遗传、体质和年龄有关吗

01 颈椎病会遗传吗

颈椎病不是一种遗传性疾病，但是与一些先天性畸形有一定的联系，如先天性颈椎隐裂、颈肋、椎管狭窄等。具有这些因素的人，虽出生后多无症状，但一般到 40 岁后，随着年龄的增长，患颈椎病的概率比一般人高一些。因此说颈椎病的发生与先天因素有一定的关系。但颈椎病的产生主要还是由后天的各种因素引起的。就算父母是颈椎病或先天有颈椎畸形，只要我们平时注意各种姿势，合理膳食，防止损伤，也是可以远离颈椎病的。

02 体质差的人更容易患颈椎病吗

颈椎病是一种退行性疾病。如果机体的退变过程比较快，颈椎的退变过程同样也快，就容易患颈椎病。所以我们应该多进行体育锻炼，增强自己的体质，减缓身体的退化速度，在全身素质提高的同时，患颈椎病的机会也会减少。

03 中老年人更容易患颈椎病吗

中老年人颈椎的生理性退行性病变，也是引起颈椎病的重要原因。一般情况下，男性 40 岁、女性 35 岁以上，椎间盘开始老化。随着年龄的增长，髓核含水量降低，弹性减弱，逐渐呈脱水状态。髓核内逐步被纤维组织和软骨细胞所代替，最后成为一个纤维软骨性实体，导致椎间盘变薄、椎间隙变窄。由于椎间盘变薄，使椎骨的上下关节突接触面增大，而增加磨损机会。关节突也可能发生骨赘，导致椎间孔缩小。椎骨周围的韧带肌肉也逐渐失去弹性，力量减弱，失去强有力的保护作用。正因如此，中老年人更容易患颈椎病。

04 颈椎病的发生与年龄相关吗

颈椎是脊柱中体积最小、活动强度最高、运动方向最多、灵活性最强的部分，支撑着比自己重好几倍的头颅，其结构与功能特性导致了它容易发生外伤、劳损和退化。据研究，颈椎间盘从 30 岁开始退变，50 岁左右的人约 25% 患有颈椎病，60 岁时达到 50%，70 岁以后的患病率就更高了。颈椎病是一种退行性疾病，发病率和年龄增长是成正比的。而如今随着生活方式的改变，颈椎病也逐渐趋于年轻化，因此年轻人也要更加积极地预防颈椎病的发生。

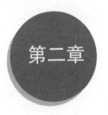

第二章

颈椎病是怎样形成的

JINGZHUIBING SHI ZENYANG

XINGCHENG DE

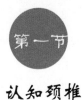

第一节

认知颈椎

01 颈椎的生理结构

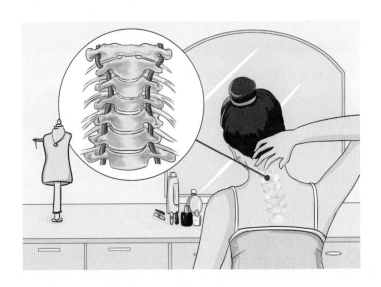

　　脊柱是人体的"栋梁"，是四肢活动的中轴支柱。颈椎承担头颈、肩背的负重，支撑上肢和头部的频繁活动；全身的神经传导，是沿着颈椎椎管内上行下达，血管（椎动脉、椎静脉）穿行其间，顺畅的血液循环保证颅脑内、头、颈、面部的血氧供应。颈部的交感神经支配颈、脑、五官及上肢的血管舒缩、腺体分泌、心律调节等，还有与之联系的肌肉和软组织。

　　普通人体都有 7 个颈椎，颈椎的一般形态是由 1 个椎体、1 个椎弓及 7 个突起（1 个棘突、1 对横突、2 对关节突）所形成。

颈椎的负重比较小，所以颈椎的椎体和其他脊椎相比小一些。颈椎椎体左右距离大于前后距离，上下椎呈马鞍形对合，并有其他脊椎没有的钩椎关节连接相邻的两个椎体，这样就可以使颈椎既灵活又牢固。颈椎独有的特点还有横突上的横突孔，所有的横突孔连起来，就是椎动脉和椎静脉通向脑部的一个骨性管道，可以保护其中的血管不容易受到损伤。

7 个颈椎中有 2 个和别的颈椎不太相同。第一颈椎又名寰椎，与其他的颈椎一样，它也具有横突及横突孔，各有两个上、下关节突以及一个较大的椎孔，但它没有椎体。寰和"环"同音，事实上，寰椎的样子就像一个环。第二颈椎又名枢椎，其基本形态与其他颈椎相似，但其椎体向上伸出一个齿突，和寰椎形成了一个与众不同的关节，这个关节保证了人体的颈部具有较大的旋转能力，人在摇头的时候，大部分活动就是靠这个关节来完成的。

02 椎骨间的连接

椎间的韧带和肌肉软组织（俗称"筋"）将相邻颈椎连接起来，主要包括"三长""五短"。其中"三长"是指三条长韧带，从头到尾贯穿整条脊椎骨；"五短"是指五种椎间连接的软组织，每两节颈椎间均有：一个椎间盘（除第 1、2 节椎间之外）、左右侧的后关节囊、椎板间的三种韧带。

强健的韧带，与椎间连接的软组织，能保证每节椎骨在一定范围内活动。又能将其约束在安全范围内（即生理活动范围），但当某些原因导致它损伤、松弛时，该椎骨之间的活动度就不受约束，超出正常范围，称为"椎间失稳"，或"不稳""滑椎"，此时仍可正常生活，但易感疲劳。

03 颈椎的生理曲度

从脊柱侧面观察，脊柱有颈、胸、腰、骶4个生理性弯曲，其中胸曲和骶曲突向后方，在胚胎时就已经存在，颈曲和腰曲突向前方，为出生后代偿性的弯曲。颈曲出现在胚胎晚期，直到出生后3~4个月开始抬头和坐起活动时变显著，其范围自第一颈椎至第二胸椎。

正常颈椎的生理曲度有一个正常的范围，颈椎曲度过大、过小、反曲或呈S形就表示颈椎有问题了。医生可以通过X线检查来观察颈椎曲度的变化。在X线片上，沿此曲度走行，在各个颈椎椎体后缘形成的连续、光滑的弧形曲线，称为颈椎生理曲线。

04 颈椎的生理功能

椎间盘是脊柱运动的中轴，是各颈椎椎体之间的微动关节。椎间盘具有黏弹性，颈椎在伸屈、侧屈和旋转活动时，椎间盘前后侧纤维环的高度随之变化，在承担头和上肢的载荷时，有吸收载荷能量和抗震作用。从而防止或减轻对颈椎的损伤。

枕寰关节：是头颅与寰椎之间的关节，主要是点头和仰头。

寰齿关节和寰枢关节：是寰椎和枢椎之间的关节，主要是转头功能。

第 3~7 节的各颈椎间，左右两侧各有一对钩椎关节（微动关节）。偏后侧方有一对后关节（又称为"关节突关节"）与枕寰、寰枢关节共同完成伸屈、侧屈和左右旋转活动。

05 颈部活动范围有多大

颈椎是脊柱中最灵活、活动频率最高的部分。两个颈椎之间关节的活动度并不是很大，但活动的时候各个颈椎同时发挥作用，就可以使整个颈部产生比较大的活动度。正常人的颈部前屈、后伸和侧屈都可以达到 45°，左右旋转可以达到 60° 左右。如果我们想检查自己的颈部活动度是否正常，有一个简便的方法：颈前屈时看看下颌是否可以碰到前胸、后仰时观察双眼是否可以看到天花板、左右旋转时试试双眼是否可以看到自己的肩部、左右侧屈时放一个拳头在肩部试着让耳垂碰到。如果以上的动作都可以做到，就说明我们的颈部活动度都是好的。

颈部做旋转动作时起作用的主要是寰枢关节。前后左右活动的时候，颈 4～颈 7 的活动度最大，是颈椎退变的好发部位。

06 什么是脊髓

大脑是人体的司令部，协调和控制着全身的各种活动。而担负传递大脑指挥信息任务的就是神经，它像一根根电话线布满全身，通连各器官。神经通信的总干线是脊髓。脊髓呈圆柱形，上端在枕骨大孔与延髓相连，下端终止于第一、第二腰椎水平面，长约 45 厘米，直径约 1.25 厘米，它由很多神经组成，像条"电缆"铺设在脊柱骨的椎管内。

　　脊髓的模样像一条蜈蚣，长长的"身体"伸出 31 对"脚"。脊髓两旁的前后神经根合成 31 对脊神经，支配身体的运动和感觉，其中称为颈神经的就有 8 对。如果脊髓受到损伤，大脑的命令就不能很好地传达到身体的各个部位，根据损伤的部位和程度，可以出现受损伤部位以下神经支配部位的运动和感觉功能障碍，严重的损伤还可以引起瘫痪。

07 什么是神经根

　　在颈部脊髓两侧，左右成对，颈髓段共有 8 对脊神经。脊神经是由脊髓前部发出支配运动的前根和脊髓后部发出支配感觉的后根构成的。在椎管内向椎间孔走行的这一段通常被称为神经根。颈脊神经根的前方为钩椎关节，后方有小关节，内侧为椎体间关节边缘。在此骨性管道中易因三者的松动、移位及增生而遭受刺激或压迫，尤其是钩椎关节处的退变及骨刺形成，易先受累。颈椎病中有一种叫神经根型，就是指由于颈椎退变使神经根受到刺激和压迫后引起的一系列症状。

第二节

颈椎病的病理变化

01 颈椎间盘突出

人体的颈部和腰部活动比较多，所以这两个部位的椎间盘比较容易老化或受到损伤。当颈椎间盘出现不同程度的退行性改变后，在外界因素的作用下，椎间盘的纤维环破裂，髓核组织从破裂之处突出（或脱出）于后方的椎管内，导致相邻的组织如脊神经根、脊髓等遭受刺激或压迫，从而产生一侧上肢麻木疼痛或行走困难等系列临床症状，这个过程就是颈椎间盘突出。

02 颈椎椎管狭窄

颈椎的椎体和椎弓共同围成椎孔。从头顶方向往下看，颈椎骨椎孔呈三角形。上下的椎孔重叠起来，形成的一个管道就是椎管。颈椎椎管中就是受到严密保护的脊髓。脊髓是大脑和全身神经联系的通道，如果脊髓受到损伤，将使大脑对身体的控制能力受到影响。一般来说，脊髓有椎管的保护，是不会受到损伤的。但有的时候，暴力损伤了椎管或椎管本身出现了问题，如椎间盘突入椎管内，就会损伤其中的脊髓，从而引起严重的后果。

由于颈椎椎管发育狭小、椎体后缘骨赘或由于相邻颈椎对位不良等病因导致椎管前后径变窄，称为颈椎椎管狭窄。椎管狭窄病变是脊髓型颈椎病患者的重要致病因素，对神经根型及椎动脉型颈椎病患者在发病上亦有一定影响。颈椎椎管是否狭窄可以通过磁共振和 CT 片检查来了解，这对于颈椎病治疗及预后的判断均有意义。

03 颈椎平衡

正常的颈椎在不活动的时候，其椎间盘、关节突关节、关节以及颈椎周围的韧带、肌肉等组织具有生理功能，使颈椎保持着静态平衡。而在颈部活动的时候，颈、肩、背部附着的各个随意肌，如斜方肌、肩胛提肌、菱形肌及半棘肌等，通过合理的收缩和放松，同样保持着颈椎的动态平衡。

由于颈椎活动度大、稳定性差，要依赖强有力的周围肌肉、筋膜和韧带来保护。颈部肌肉较多，相互交错重叠，活动中要伸缩有序，相互协调，保持平衡状态才可以完成颈椎的各种活动。平时生活中姿势不良或外伤等原因可以引起颈部两侧的肌力不对称，此种异常应力作用到椎间盘、钩椎关节、关节突关节或其他软组织，可以加重颈椎退变的过程，并产生疼痛、肌肉痉挛等各种症状。

04 骨刺对颈椎的影响

人体的骨骼时刻处于一个动态的新陈代谢过程中，对骨质的破坏和生长是同时存在的。在幼儿期，骨骼的生长速度比破坏速度快，骨骼就会增长、增粗、增厚，而到老年期后，骨骼的破坏速度快于生长速度，就会出现不同程度的骨质疏松，骨骼硬度下降。由于骨骼的硬度下降，无法完成其对人体的支撑、负重等作用，机体便会自动进行代偿，以数量的增多来弥补质量的下降，这些增加的部分就是骨质增生。颈椎和腰椎、髋关节、膝关节等活动多，负重要求多的关节都是骨质增生的好发部位。

增生的骨赘可以在骨骼的四周同时存在，投影在 X 线片上经常表现为基底宽，尖端细的粗刺形状，为了便于描述，经常被称为"骨刺"。

骨质增生和长白头发、皮肤起皱纹一样，是人体的一种自然生理现象，只要骨质增生不影响到其他的血管、神经，是不会引起症状的。据统计，年满 60 岁的老人，90% 以上有不同程度的颈椎骨质增生。可事实上，并没有那么多老年人患上颈椎病，所以颈椎长骨刺并不代表就是颈椎病。

第三节

引起颈痛的常见原因

引起颈椎病的原因错综复杂，有一些患者是由于长时间的不良体姿而形成的慢性劳损所致；有一些患者是由于颈部外伤或手术恢复不利所致；有一些老年患者是由于生理退变所致。甚至，外部环境也是导致颈椎病的原因之一。

01 颈部慢性静力性损伤（劳损）引起

主要表现为不会枕枕头及不正确的工作与生活姿势，占颈椎病发病原因的 50% 以上。

（1）不正确地使用枕头

不会枕枕头是引起颈椎病的最常见病因之一。睡觉休息时枕头放置的位置不正确、枕头的高度不合理、枕头的形状不合适以及不枕枕头等均可引发颈椎病。因为人们在日常工作与生活中，头颈部经常处于前屈姿势，肯定会引起颈肩后部肌肉、韧带的疲劳，因此在休息及睡眠时，应该尽量使颈后部肌肉、韧带完全放松，消除疲劳。这就要求枕头必须放置于颈后而不是脑后（后脑勺）。只有以此为支点且高度合理，才能在休息时真正使颈肩后部肌肉、韧带完全放松，消除疲劳。否则，不但不能有效地消除疲劳反而有可能加剧这种疲劳，一旦这种疲劳超过肌肉、韧带的耐受程度，就会出现轻微损伤（慢性牵拉伤），局部水肿、渗出，产生无菌性炎症。从而表现出局部肌肉僵硬、酸胀、疼痛等自觉不适感。

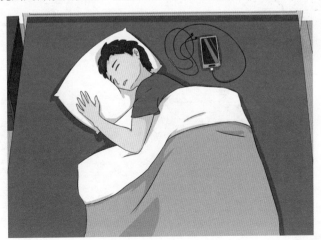

此时若合理调整并及时给予治疗，这些水肿、渗出会完全吸收、消散，不会造成其他损害。但在多数情况下，人们常因症状轻微未引起足够重视或误认为是正常的疲劳而未予理睬，致使其水肿、渗出未能完全吸收、消散，反而继发纤维化、粘连，从而引起颈后部肌肉的张力及弹性下降，功能受损。继而导致颈椎生理曲度变小、消失或反张，甚至反向成角，直接影响椎动脉向脑部供血，诱发椎－基底动脉供血不足而导致功能性颈椎病发生。此外，颈肌功能受损后，对椎间盘的支撑与保护作用下降，诱发椎间盘膨出或突出，椎体骨质增生及前、后纵韧带钙化，导致器质性颈椎病的出现。

（2）不良的工作、生活姿势与习惯

不良的工作、生活、娱乐姿势与习惯也是引起颈椎病的常见原因之一。人们习以为常的打麻将、织毛衣、在床上看书或躺在沙发上看电视，学生长时间写作业，电脑工作人员长时间上网，驾驶员长途驾驶以及从事类似性质的工作，长时间的低头伏案姿势使颈

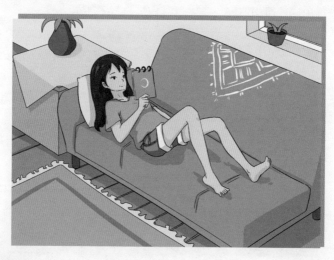

后部肌肉、韧带处于被牵张状态，当这一牵张达到生理耐受时长后（一般为30分钟），机体便会产生疲劳感或酸胀僵硬、疼痛等不适感。此时应迅速调整体位、改变姿势，并应主动反向用力使肌肉收缩，消除牵拉，避免造成慢性静力性损伤而产生无菌性炎症。此时若不改变姿势，当这一持续牵张力超过肌肉及韧带生理承受极限时（指时间，一般为2小时，积极主动的锻炼可使其相对延长，而从不锻炼可使其相对缩短），便会造成肌肉、韧带损伤，引发无菌性炎症。同样因症状轻微未引起重视或以工作繁忙为借口疏于治疗，则可继发机化、粘连，导致颈肌功能受损，诱发颈椎病。

（3）久坐

我们在走动时（尤其是快步行走的时候）会自然而然地保持比较挺拔的姿势。在走路时，我们的头部会回缩到脊椎的正上方以便获得最大限度的支撑。而当我们坐在椅子里休息时，因为支撑头颈部的肌肉会慢慢变得疲劳，肌肉疲劳后，你就会想要放松，随后的坐姿就会变得不正确。

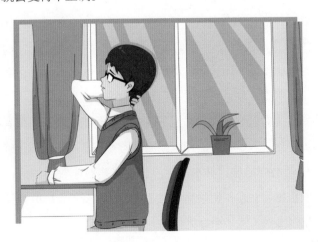

　　通常在这种情况下，我们的头颈部会逐渐突出，这种姿势在日常生活中也很常见，婴儿时的我们并不会摆出这种姿势，头部突出的姿势一般都形成于我们成长到十几岁之后，我们的身体结构并不适合每天坐 6~8 小时，每周坐 5~6 天。

　　长时间保持这种头部突出的姿势会导致韧带过度拉伸，在这一阶段，你只有在保持某些姿势时才会感觉到疼痛，一旦这种坐姿成为习惯就会引起椎间盘髓核变形。发生这种情况后，不仅仅特定的姿势能够引起疼痛，某些特定的动作也会引起疼痛，这种类型的颈部疼痛是由于错误的姿势所造成的。尽管错误的姿势并不是引起颈部疼痛的唯一原因，但它确实是最主要的原因，也是导致颈部疼痛反复发作的重要原因。

02 颈部肌肉、韧带的各种急性损伤失治、误治引起

　　颈部肌肉、韧带的各种急性损伤失治、误治是引起颈椎病的第二类原因。人们在日常工作与生活中，不可避免地会发生这样或那样的颈部扭伤，如遭遇汽车急刹车、跌扑摔倒、运动员动作失误等，由于动作性质特点，力量常较大、突然且疏于防范，致使颈部被动运动过大，超出肌肉、韧带的生理许可范围（指长度与重量），引起肌肉、韧带附着处的急性牵拉伤，局部水肿渗出，产生无菌性炎症（力量过大时，甚至可以直接损伤椎间盘，引起其膨出或突出）。此时若不及时治疗，或治疗不彻底，或方法不正确，或未采取任何治疗措施，其水肿、渗出很难自行吸收、消散，反而极易继发机化、粘连，使颈部肌肉、韧带功能受损，椎间盘受压增加，诱发颈椎病（错误治疗更可怕）。

03 颈部骨折、脱位、手术后必需的外固定引起

颈部骨折、脱位及手术后必需的外固定是引起颈椎病的第三类原因。在颈部骨折、手术、脱位的同时，颈部软组织不可避免地会有不同程度的水肿、渗出或出血，为机化、粘连提供了足够的物质基础；又因术后所必需的外固定，使颈部运动相对减少或暂时完全丧失，致使颈部缺乏平素的各种正常生理活动，血液循环相对缓慢，不利于这些水肿及出血的吸收、消散，反而为粘连提供了条件。二者结合（有水肿、出血及缺乏适当的功能运动）导致颈部肌肉、韧带粘连，功能受损，诱发颈椎病。而术后正确、适时的功能训练可减轻或消除这一损害；但若训练不得法，则于事无补甚至有可能加重损害。

04 生理退化引起

正常的生理退化是引起颈椎病的第四类原因（器质性颈椎病多由此而起）。随着年龄的增长，生理退化在所难免。这种退化首先从肌肉开始，表现为力量不足，功能下降；其次是椎间盘出现膨出或突出；继而出现骨质增生，或前、后纵韧带骨化、钙化等。因为，正常的肌肉功能除具有收缩力，能使脊柱（颈段）完成前屈、后伸、左右侧屈、环转及旋转等功能活动，维持脊柱的生理平衡外，还具有一定的弹性与张力（支撑力），能够稳定脊柱的正常高度，减少外力及自身重力对椎间盘的挤压。生活中可以发现，当人们收缩肌肉伸直脊柱时，身高会略有增加，此时椎间隙相对较宽，椎间盘承受的重力挤压力相对小；但随着年龄的增长，肌肉逐渐萎

缩无力，这一支撑力日趋下降，使椎间盘承受的生理性与外力性压力逐渐增大，从而出现退化。椎间盘自身缺乏血液供应，是人体生理上退化最早的组织之一，退化主要表现为髓核不断脱水，内压下降及纤维环不断出现裂隙并增多、加大，束缚力下降。两者结合，使椎间盘出现整体高度下降，直径增宽并向外膨突的趋势，即椎间盘膨出；严重时，髓核可自纤维环的裂隙中向外溢出，形成椎间盘突出，这一生理退化可引发一系列的病理改变。

（1）膨出与突出向后，可直接刺激、挤压位于其侧后方的脊神经或正后方的脊髓，引发脊神经及脊髓症状。

（2）椎间盘整体高度下降后，使颈椎整体长度变短（颈椎间盘总长度占颈部总高度的1/4），从而使椎动脉相对变长而出现阶段性隆凸，血运受阻，出现椎－基底动脉供血不足症状。

（3）椎间盘退变后，椎间隙变窄，椎间孔亦随之变小，容易直接刺激、压迫从孔内穿过而出的脊神经，引发脊神经症状。

（4）椎间隙变窄后，颈椎钩突关节及椎间关节间隙相对变小，摩擦增加，诱发骨质增生。骨质增生后，脊柱颈段失稳，出现侧弯，从而使脊神经受到牵拉，椎动脉受到扭转而出现脊神经与椎动脉症状。关节失稳后，颈部肌肉、韧带会受到来自脊柱自身的不间断的牵拉以维持脊柱的内外平衡，从而诱发或加剧颈部肌肉、韧带的劳损，出现炎性反应、肥厚或骨化、钙化。

（5）椎间盘纤维环向外膨出后，挤压前、后纵韧带，使其受到持续性挤压，局部水肿、渗出，产生无菌性症状。又因这一刺激是长期存在的，所以不但不容易吸收、消散，反而极易继发机化、粘连（肥厚），甚至可骨化、钙化，形成骨赘及骨桥。而肥厚、骨化或钙化后的韧带，又可因其占位而刺激、影响与之相邻的（前部）食道及会厌部（或后部）椎管而引发一系列临床症状。

05 受寒

颈部受寒是诱发颈椎病的外部条件之一。当局部受寒后，血液循环相对缓慢，神经敏感性下降，肌肉容易出现不协调收缩，容易出现轻微损伤而水肿、渗出。而受寒后的水肿、渗出又不易吸收，反而易于继发机化、粘连，引发颈椎病。

06 剧烈活动后的休息

剧烈运动（如踢足球、打网球）之后，你的背部可能并没有感觉到疼痛，这时，请不要摆出头部突出的姿势休息。如果我们在运动后长时间让脊椎处于不受支撑的状态，关节内部就很容易发生变形。人们最常听说的情况就是，一个人在剧烈活动后坐下来休息一会儿之后，他（她）忽然感觉到颈部剧烈疼痛，脖子几乎不能移动了，就像在运动后不久感觉到下背部疼痛的人一样。我们经常会将此时的颈部疼痛归咎于之前的运动，但事实上，疼痛通常是由于运动后长时间保持颈部向前弯曲的动作引起的。

颈椎病与生活习惯

01 饮酒

酒精进入人体后，会抑制钙、磷的吸收，造成骨质疏松。所以多饮、狂饮、滥饮酒，会影响颈椎的骨骼质量，加速颈椎退变的过程。

将中草药浸泡在酒中，制成的药酒可以治疗颈椎病。药酒治疗颈椎病，主要靠的是其中的药物，并不是酒精。浸泡好的药酒一般具有和气血、壮筋骨、补骨髓、祛风寒、止痹痛和强肝肾的作用。在医生的指导下，选择适当饮用药酒，对颈椎病具有一定的效果。但药酒同样不可以饮用过多。

02 饮茶

茶叶中含有丰富的无机盐、维生素、生物碱、糖类等成分，有兴奋、提神、解毒、清热、消暑、解痛等作用。适量喝茶后可以兴奋骨骼肌，提高肌肉的力量、张力和耐力，消除肌肉疲劳，促进新骨形成，抑制骨吸收，预防和延缓骨质疏松症的发生和发展。但如果过量饮茶或饭后马上饮茶，茶中的鞣酸可与食物中的钙、蛋白质等物质结合，形成不溶性的沉淀物，影响钙和蛋白质的吸收和利用。饮茶也不宜和服用治疗颈椎病的药物同时进行，因为这样会影响药物的吸收。

总的来说，适量饮淡茶对颈椎病有利，过量饮浓茶对颈椎病不利。有些老年人通过常年的饮茶过程总结出一套"茶经"：清淡为好，适量为佳，饭后少饮，睡前不饮，即泡即饮，服药不饮。这套"茶经"同样可以供颈椎病患者借鉴。

03 吸烟

成人的椎间盘除了边缘保留了少许血管外，绝大多数部分没有血液供应。其营养的来源一是靠周边血管渗透，二是靠上下软骨渗透，因此椎间盘的营养供应本来就不太充足。

吸烟时，烟草中的尼古丁被吸收入血液，使小血管收缩痉挛，血液供应量减少。另一种有害物质可以置换血液红细胞中的氧，使血液中的含氧量降低。烟雾中的烷基和烷氧基自由基反应性极强，可以损害细胞膜。各种因素都可以促进颈椎间盘的老化。

香烟中的有毒物质同样对颈部肌肉、韧带、筋膜等组织有相同的损害作用。各种组织的退变，是颈椎病退变的基础。

吸烟还可以引起人体维生素 D 的缺乏，影响人体对钙的吸收，从而增加骨质增生的发病概率。吸烟可以加快颈椎退变过程，所以颈椎病患者不宜吸烟。

04 喝咖啡

咖啡中的主要成分是咖啡因和可可碱等，对人体有兴奋作用。饮用咖啡后，大脑会一时变得兴奋，使人忘记疲劳，忘记痛苦。

但是长期饮用咖啡会成瘾，产生依赖性。大量饮用咖啡可以抑制人体中磷酸二酯酶的活性，使骨吸收加快，还可以抑制小肠对钙的吸收，导致骨钙大量流失。特别是孕妇，大量饮用咖啡会加速骨质疏松症的发生。

总的来说，颈椎病患者可以适量饮用咖啡，但不能饮用太多。晚上尽可能少喝咖啡，否则会导致失眠。

05 多盐

有的人喜欢吃菜的时候多放一些盐，这种习惯对颈椎是有一定不良影响的。人体的钠离子和钙离子都需要在肾脏经重吸收后进入血液。食盐的主要成分是氯化钠。如果钠盐摄入过多，大量钠离子在肾小管进行吸收，使钙离子的重吸收受到影响，未被吸收的钙离子随尿液排出体外使得体内钙离子缺乏，导致骨质疏松和骨质增生，从而加快颈椎的退变。

06 情绪（喜怒哀乐）

中医认为忧思伤脾、抑郁伤肝，不良情绪可导致肝脾等脏器的功能低下，气血运行不畅，肌肉筋骨失去气血的正常温煦和调养作用。这样就会加重颈椎的退变和老化，影响颈椎病的预后。

较易受情绪影响的颈椎病有脊髓型、椎动脉型和交感型颈椎病。

脊髓型颈椎病病情轻重受椎管与颈髓间的空间大小及椎管内压力高低的影响。患者在烦躁、暴怒或悲伤的时候，可以导致颈部椎管压力增高，而使症状加重。

椎动脉型颈椎病是由于椎动脉受压或刺激而引起的。情绪激动的时候颈部肌肉收缩后牵拉颈椎小关节，进一步压迫椎动脉或刺激椎动脉周围的交感神经丛，而使症状加重。

情绪的变化对交感神经最有影响，剧烈的情绪变化导致交感型颈椎病的病情加重。

长期的情绪失调会导致颈部肌肉紧张僵硬、骨质增生、韧带松弛，对颈椎病的预后非常不利。因此，颈椎病患者一定要保持乐观的情绪，积极配合治疗，才会收到良好的疗效。

07 长期伏案工作

正常人的头颅重量约占人体的7%，其活动和支撑都是由颈椎来完成的。长期低头工作的时候，颈椎前屈稳定性比较差，需要颈部的肌肉帮助维持这个姿势。长期维持同一个位置，颈部的肌肉会紧张和疲劳。日久天长，就会发生颈部肌肉肌力减退，并同时引起其他组织的退行性改变。所以，长期低头工作的人容易得颈椎病。

08 经常下棋、打麻将

下棋和打麻将会使自己全神贯注于棋牌，而忽视颈部的劳累，使颈椎长时间处于某些特定体位，这样会造成颈椎间盘内的压力增高，而且也使颈部肌肉长期处于非协调受力状态，颈后部肌肉和韧带易受牵拉劳损，椎体前相互磨损、增生。经常下棋和打麻将，可以使颈椎反复受到损伤，容易引起颈椎病。

09 呼吸道感染

咽喉部炎症和上呼吸道感染是常见的呼吸道疾病。急性咽炎、扁桃体炎、颈部软组织感染、淋巴结炎等均应及时治疗。因为这类炎症一旦经淋巴系统向颈部及关节扩散，往往成为颈椎病的发病原因或诱因。因此，防治各种上呼吸道炎症，预防感冒，保持口腔清洁，也是预防颈椎病的有效措施之一。

10 高压的工作环境

处于高压工作环境中的人群由于时刻受着压力，肌肉经常处于紧张状态，紧绷的肌肉会压迫肌肉中的小血管，血管变小、变细，肌肉的血液供应减少，代谢产物不容易排出。长期的高压力，会导致肌肉功能下降，肌肉变硬，缺乏弹性，容易疲劳。颈部的肌肉长期处于紧张状态，就会导致颈部的平衡失调，逐渐变成颈椎病。高压力人群中特别是伏案工作者、电脑一族等本来就很容易罹患颈椎病，所以这类人群颈椎病的发病率更高。

11 缺乏锻炼

经常参加体育锻炼的人，肌肉的力量比较强，小关节比较灵活，与普通人相比具有更强的适应能力。而缺乏锻炼者的颈椎容易疲劳，遇到比较轻的致病因素就会引发损伤。例如，都是低头看书一小时，缺乏锻炼者的颈椎劳损程度会更严重一些。当然，我们在进行锻炼的时候，不宜参加剧烈活动颈部的运动，如拳击、跳水等。太强的颈部运动会导致颈椎的急性损伤。如果需要参加剧烈活动，应该做好颈部的准备活动。

12 经常躺着看书、玩手机

躺着看书、玩手机时，往往为了满足书本和手机的位置需要，颈椎经常处于一种不平衡的状态，长期这样使身体处于不均衡状态，会使颈椎受到损伤。这会使得附着在颈椎上的肌肉和韧带张力产生不平衡，一部分处于紧张收缩状态，而另一部分处于相对牵拉状态。久而久之，长期处于收缩的肌肉、韧带就会变得僵硬无弹力，局部血液循环受到影响，疲劳的肌肉往往会有大量乳酸堆积，能量物质代谢不正常。长期的刺激，会促成局部骨质增生以及发生无菌性炎症。增生和炎症都可能危及神经，继而出现颈椎病的症状。

13 不良的坐、站和卧姿

身体姿势，是由支撑人体的骨骼和附着在骨骼上的肌肉、韧带等的形态及其相互之间的位置关系所决定的，并受地心引力的影响。正确的姿势，可以使人体各个部位处于最佳的、合理的省力位置，从而减轻肌肉和韧带的负荷，防止疲劳。不良的姿势，违反人体生理结构的自然规律，造成不均衡，使局部负担过重，如果不适时调整、纠正，就会产生不良反应，最终危害健康。如果我们的坐、站和卧姿不正确，引起颈部肌肉和韧带的疲劳，时间一长就容易引起颈椎病。

颈椎病与职业特性

01 长期伏案工作者

人的颈部是承受头部重量和控制头部运动的重要部位。颈部的中间是颈椎，起到承重和支撑作用，颈椎的周围是肌肉和韧带，起到控制颈部运动的作用。

伏案工作者颈后部的肌肉会长期处于紧张的状态，就像橡皮筋一样，肌肉长期处于牵拉状态也会导致老化和力量的下降，并引起慢性炎症和疼痛。肌肉损伤时间长了，还可以影响颈椎的平衡，导致颈椎骨质增生、韧带肥厚、椎间盘突出等退行性改变，出现颈部疼痛、头晕、手麻等症状，从而患上颈椎病。

02 电脑族

近几年来，颈椎病的发病有年轻化的趋势。电脑族在使用电脑和上网的时候大多长时间坐着紧盯屏幕。这种姿势和伏案工作者一样，也会使颈后肌肉负荷过重。看屏幕的时候头部经常保持一种僵直的姿势，日久之后就会使肌肉发生老化，进而引起颈椎病。

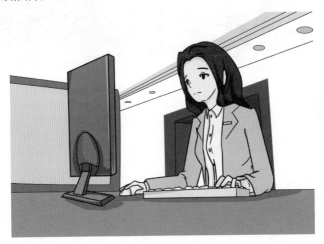

03 学生族

因为颈椎病是一种退行性疾病，所以，颈椎病患者以中老年人为主，但是，有很多颈椎病患者从学生时代就落下了病根。学生时期，骨骼还没有发育完全，脊柱还没有定型，所以没有退变一说。学生的颈椎弹性大，比较柔软，而且肌肉柔嫩，容易疲劳。现在的学生学习压力大，需要长时间坐着做作业，如果姿势不对或时间太长，就容易损伤颈椎。有的学生需要背很重的书包，日久天长，容易损伤颈部和肩部的肌肉。据统计，脑力工作者的颈椎病发病率要比其他人群高好几倍。这些人患颈椎病一方面是由于长期低头伏案工作，另一方面与从小就埋头苦读有很大关系。

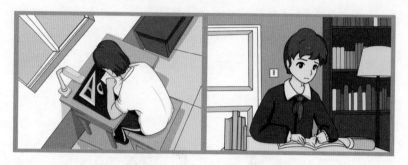

04 运动员

适度的全身和颈部锻炼对于增强颈部肌肉力量，改善人体对外界环境变化的适应能力都是有好处的。但运动员就不同了，他们参加的是竞技运动，为了取得比较好的成绩，需要每天进行比常人大得多的训练，而且在训练的时候重复动作很多。有的运动还需要和别的运动员发生剧烈的身体对抗。如果这个运动对颈部动作有特殊

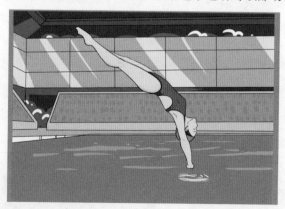

要求，该项目的运动员就容易得颈椎病。

跳水运动员入水的一刹那，颈部瞬间受到的压力是很大的，经常练习跳水，如果入水姿势不佳或训练条件不好，就很容易损伤颈椎；射击运动员在射击的时候需要长时间地保持一个动作，包括颈部，时间长了也容易使颈椎劳损；拳击运动员、足球运动员的颈部都在运动的时候容易受到损伤，也容易患颈椎病。

05 乐器族

钢琴家、小提琴演奏家经常会抱怨颈部、肩部或手臂酸痛，其实这些症状在音乐学院的学生中就已经比较普遍了。

如果想取得好的成绩，任何乐器的演奏都需要经过艰辛的练习。有很多演奏家从小就开始进行训练，每天几个小时保持比较固定的姿势，工作的时候同样也很劳累，颈部、肩部的肌肉经常处于紧张的状态，时间长了，就会使肌肉劳损，进而破坏颈椎的平衡。如果平时注意不够，就容易患颈椎病。

06 会计和教师

会计和教师在工作的时候都需要长时间低头工作，在工作繁忙的时候，几个小时坐着低头工作。这样的情况时间长了，容易使颈部的肌肉逐渐老化，颈椎劳损后出现退行性改变如骨质增生、韧带钙化等情况，慢慢地就成了颈椎病。我们偶尔打打字，低头干些事情，颈部的肌肉也会紧张或疲劳，但只要活动一下，一般可以恢复。而会计和教师经常低头工作，如果不注意休息和调整，很容易出现颈椎病。

07 驾驶员

驾驶员在开车的时候，头颈部经常处于紧张状态。长时间保持这种状态，容易引起颈部肌肉疲劳。驾驶员开车的时候还经常需要改变行车的速度，特别是急刹车，可以导致颈椎的损伤，时间长了，就容易发展为颈椎病。

08 医护人员

许多医生、护士，长年处于紧张、繁忙的工作状态中，为了更好地治疗患者，他们在工作的时候需要长期固定在某种姿势下诊治疾病，日久就成了颈椎病的高发人群。

医生中特别是牙科医生需要长时间在特殊的头颈姿势下，专注于患者小小的口腔部位，双手不停地操作，容易使自己的颈肩背部的肌肉慢性损伤。外科医生特别是做脑部、心脏或显微外科手术的医生，一方面需要长时间低头给患者做手术，另一方面在做手术的时候需要精神和身体高度紧张，有的复杂手术一场下来要十几个小时，长此以往，必然损伤颈部的肌肉和骨骼。护士多为女性，天生力气小，但经常需要做一些如搬床、更换床单以及替患者翻身拍背的工作，也容易累及颈、腰部而变成慢性疾病。

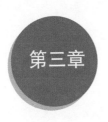

第三章

颈椎病的预防

JINGZHUIBING DE YUFANG

随着年龄的增长，颈椎椎间盘发生退行性变，几乎是不可避免的。但是如果在生活和工作中注意避免促进椎间盘退行性变的一些因素，则有助于预防颈椎病。

预防胜于治疗。通过前面两章我们对颈椎病有了初步认识，明白诱发颈椎病的各种因素，就应从日常生活做起，注意颈椎保健。

首先，正确认识颈椎病，树立战胜疾病的信心。颈椎病病程比较长，椎间盘的退变、骨刺的生长、韧带钙化等与年龄增长、机体老化有关。病情常有反复，发作时症状可能比较重，影响日常生活和休息。因此，一方面要消除恐惧悲观心理，另一方面要防止得过且过的心态，而不积极治疗。

其次，要注意休息。颈椎病急性发作期或初次发作的患者，要适当注意休息，病情严重者更要卧床休息2~3周。从颈椎病的预防角度说，应该选择有利于病情稳定，有利于保持脊柱平衡的床铺为佳。枕头的位置、形状与选料要有所选择，也需要一个良好的睡眠体位，做到既要维持整个脊柱的生理曲度，又应使患者感到舒适，达到使全身肌肉松弛、调整关节生理状态的目的。

最后，要注意保健。

01 颈部日常保健

无任何颈椎病症状者，可以每日早、晚各数次进行缓慢屈、伸、左右侧屈及旋转颈部的运动。加强颈背肌肉等长抗阻收缩锻炼。颈椎病患者戒烟或减少吸烟对其缓解症状，逐步康复，意义重大。避免过度劳累而致咽喉部的反复感染，避免过度负重和人体震动进而减少对椎间盘的冲击。

02 避免长期低头姿势

要避免长时间低头工作，这种体位使颈部肌肉、韧带长时间受到牵拉而劳损，促使颈椎椎间盘发生退变。工作 1 小时左右后改变一下体位。改变不良的工作和生活习惯，如卧在床上阅读、看电视等。

03 颈部放置在生理状态下休息

一般成年人颈部垫高约 10 厘米较好，高枕使颈部处于屈曲状态，其结果与低头姿势相同。侧卧时，枕头要加高至头部不出现侧屈的高度。

04 避免颈部外伤

乘车外出应系好安全带并避免在车上睡觉，以免急刹车时因颈部肌肉松弛而损伤颈椎。出现颈肩臂痛时，在明确诊断并排除颈椎管狭窄后，可行轻柔按摩，避免过重的手法，以免损伤椎间盘。

05 避免风寒、潮湿

夏天注意避免风扇、空调直接吹向颈部，出汗后不要直接吹冷风，或用冷水冲洗头颈部，或枕在凉枕上睡觉。

06 重视青少年颈椎健康

随着青少年学业竞争压力的加剧，长时间看书、学习对广大青少年的颈椎健康造成了极大危害，从而出现颈椎病发病低龄化的趋势。建议在中小学乃至大学中，大力宣传有关颈椎的保健知识，教育学生们树立颈椎的保健意识，重视颈椎健康，树立科学学习、健康学习的理念，从源头上堵截颈椎病。

第一节

不良身体姿势的纠正

01 注意正确的睡眠姿势

睡眠应以仰卧为主，左、右侧卧为辅，俯卧是尤其有害的睡姿。颈部不适的人群和老年人应以侧卧为主，仰卧为辅。而侧卧也要避免枕着胳膊睡和蜷缩着睡，这会导致睡觉时全身血液流通不畅，给颈背部带来负担而导致肌肉僵硬，长期如此会引发颈椎相关的问题。

培养正确的起卧姿势对于预防脊柱疾病有着非常重要的意义。卧具最好选择木板床，在床上铺2~3层棉絮效果最理想。躺下时，先要坐在床上，然后侧身缓慢躺下。起床时，也要先侧转身后再起身。切忌仰面躺下、仰面起身和起卧速度太快，因为那样会增加颈、腰椎的负担，极易诱发颈、腰椎疾病。

（1）仰卧位

仰卧位时，枕垫不要过高，以下颌略收为度，并将枕垫顺延到肩部，以防止头向前探、下颌前翘和胸部凹陷。腰椎向前有一曲度，倘若在腰部垫一个薄枕，双下肢伸直或在膝下面垫一枕头，既感到舒适，又可避免腰部过伸，减少腰椎后小关节压力，放松腰部肌肉，保护腰段脊柱及脊旁组织不受损伤。

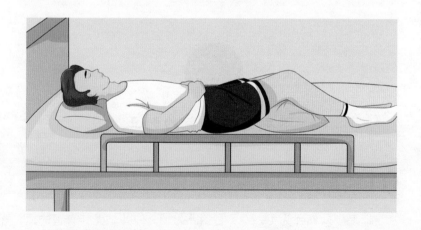

（2）俯卧位

以这种睡姿睡觉时，可在骨盆下面垫一软枕，防止腰部过度后伸产生腰部病变。然而这种体位不能持久，因容易对胸部产生压迫感。俯卧位看书则是不良姿势，应该避免。

（3）侧卧位

侧卧位时，要垫平头部与肩的空隙，靠床一侧的膝关节屈曲度比另一侧要小，尤其是右侧屈膝屈髋卧是良好的睡姿，不仅可以减少心脏、盆腔等脏器受压，而且使脊柱处于正常的生理位置，减少了脊柱的损伤。古人强调"卧如弓"。侧卧时双髋、双膝伸直位则属不良姿势。

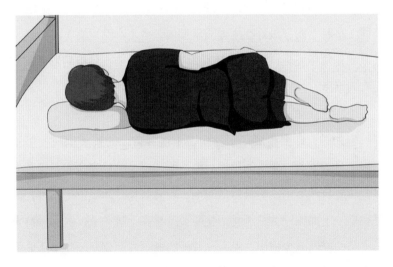

然而，不论哪种正确卧姿，都必须以卧具为基础。就预防脊柱病而言，硬板床垫上中等厚度海绵或软褥是最理想的。枕头的软硬高低非常重要。一般仰卧时枕高相当于本人一拳的高度，侧卧时与侧肩部高度相当，总体上以颈部处于正常的生理位置为准则。枕芯软硬适宜，既不可过硬，也不可过软。

02 注意正确的生活姿势

无论坐、立、卧，还是各种活动，都要保持脊椎的正直，减少缩颈耸肩等不良姿势。与别人谈话、看书报和电影、电视时，要注意正面注视，不要过分扭曲颈部。如有不良姿势或生活习惯（如枕头不合适、睡姿不良、超重劳动、过度疲劳、行车中睡觉，工作桌椅高度不合适、劳动姿势不良等），应设法尽早纠正。

养成良好的生活、工作习惯，在肌肉疲劳到达生理极限之前（即2小时之内，最好在生理需求期内，或1小时左右），就经常地改变体位与姿势，防止颈肩部肌肉劳损，是防止颈椎病发生发展的有力措施。

（1）正确的坐姿

坐如钟，即要坐姿端正。坐在不适合自己的椅子上或姿势不正确，会加重颈、腰椎的负担。椅子的理想高度是完全靠着椅背坐时，两腿自然下垂，两脚自然踏地。若需要长时间坐位工作时，最好在桌子下面放一个踏脚凳，使膝关节略高于髋关节，容易保持脊椎正常曲度而减少损伤。没有椅背板的椅子或两脚不能完全落地的椅子均对椎体不太好，臀部靠前，腰背向后半躺的坐姿也不对。正确的坐姿应该是上身直立坐着，腰背和臀部完全靠在椅背板上。倘若坐在单人沙发上，除坐端正外，将双腿屈膝，手放置在两侧扶手上，既感到舒适，又可保持脊柱的正常位置和结构。若坐长沙发，应注意紧靠沙发后背，上身正直，如果有扶手最好，借助双手的扶持，可以减轻腰部的压力。

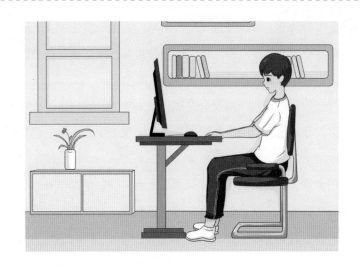

伏案工作时，正确的坐姿应该是"头正、身直、臂开、足安"。头正，指书写时头要摆正，不可偏侧。身直，指身体要平正、坐直，两肩齐平，当然直立不是要昂首挺胸，而应该肩背放松，自然下沉，身子略向前倾，胸口与桌面保持一拳多的间隔。臂开，指手臂要往前伸开些，同时两臂的肘关节也要向左右撑开，两边基本匀称。足安，是指两只脚自然稳着地，不可跷二郎腿，不要双脚向前伸直，或一条腿架在另一条腿上面。两腿左右略微分开，其位置与肩宽基本相等，肌肉放松。

不管坐姿如何正确，也不能长时间固定在一种姿势上。一定时间后，在不影响工作、学习的情况下伸伸懒腰，做做工间操、课间操和脊柱导引，有助于预防脊柱病。

对于儿童来说，正确的坐姿对脊柱的生长发育极为重要。

首先要打好地基，脊柱就像高楼大厦，如果没有一个稳定的地基，脊柱是不可能挺拔的。我们坐位时的地基就是骨盆，具体点儿说就是坐骨结节，即屁股跟座位接触时左右两个突出的大骨头。不要坐在尾椎（俗称尾巴骨）上。若身体较瘦，坐在坐骨结节上时间久了会觉得硌，可以选择垫个软硬适中的垫子。

打好地基后，就开始发一个竖直向上的力。要体会到中轴延伸的感觉，就是把自己的坐高坐到最高，头顶去顶天花板。这样可以初步地纠正含胸驼背的不良姿势。

正常情况下，从矢状面（侧面）上看，脊柱是存在着四个生理曲度的，胸椎本来就是后凸的，过分挺胸反而会改变正常的生理曲度，造成不利健康的平背。

长期低头看书或看电脑、玩手机，稍不注意，颈椎前凸的生理曲度就消失了。因此要将下颌后缩。后缩下颌的力很重要，只要能保证自己的耳垂在肩膀的正上方就可以了。

需要特别注意的是，正确的坐姿是一种生活习惯，不要把它当成一种训练，不然会非常疲劳，以致不能长时间维持。

（2）正确的站姿

站如松，站立时应头部正直，目平视前方，肩部平衡，挺胸，腹部平坦且肌肉坚实，腰部轻度后伸，两腿站直，两脚对称踏实地面，平均承负体重。正确姿势不但自己觉得舒适，而且应该给人一种稳重的信赖感。正确的站立姿势使身体的重心从耳后乳突向下经关节的中心横轴第2骶骨前面、膝关节前部和踝关节前方，落到承重的足上。若久站，双膝或其中一膝略弯曲一些，可以减轻腰部的负担，这就是人们喜欢取"稍息位"站立的道理。

倘若需要长时间站立位工作时，为减轻腰部负担，可间歇交替性地将一只脚踏在 10~15cm 高的踏脚凳上，让膝关节轻度屈曲，以避免腰部过伸，减少腰段脊柱的损伤和腰及腰腿痛发生的机会。同时可以做一些仰卧起坐、弯腰、后伸、屈髋、抬腿等锻炼，以消除长时间站立对脊柱的不良影响。

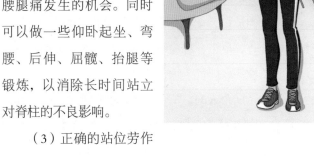

（3）正确的站位劳作姿势

在洗脸刷牙和站立洗漱时，先使双膝微屈，再略弯腰，防止腰、骶部损伤而诱发腰痛；从地上拾东西或搬运重物时，先屈膝做下蹲，然后再弯曲腰背部降低人体重心，拿起重物时尽量将物体靠近身体，并使重物不超过腰围的高度，缩短力臂，使身体重心保持平衡，以免增加腰背部肌肉的负荷；背物时同样要微屈膝、髋，腰背弯曲；向高处放、取东西时，亦要微屈膝，腰部伸直但不宜后伸。

第二节

养成良好生活习惯

01 合理使用生活用具

（1）注意正确用枕

入睡后，全身肌肉放松，如枕形不好，不能适应颈椎的自然生理弧度，导致颈轴变直、反张，容易引起落枕，甚至引发颈椎病。选用符合生理要求的枕头，保证人睡在枕上时，颈肩不会扭曲。枕头的标准是：侧卧时，以个人的肩宽为枕高标准；仰卧时，枕高与颈长相关，颈短者，其枕高为侧卧的1/2，正常人则为2/3。最简单的方法，如旅行外出时，可用自己的拳头作准：仰卧时，枕高一拳；侧卧时，枕高是拳头加上中指和食指的高度。仰卧处枕缘要保持弧形，不能呈斜坡形，才能保持颈椎顺列呈生理性曲度，不受扭曲。侧卧时，头和颈部均应睡在枕上。

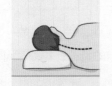
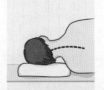

误用枕

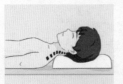
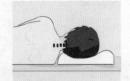

正确用枕（保持自然生理曲度）

如果枕头无法让我们在休息时保持颈椎前凸，而是施加相反的作用力，那么就需要换一个更合适的枕头或者使用颈部支撑卷。颈部支撑卷的直径一般为 8 厘米，长 45 厘米，内部填充泡沫橡胶。可以将支撑卷放在枕套里靠近边缘的地方或者也可以用长宽各为 50 厘米的毛巾对折后卷成一个卷（不要卷得太紧），然后将毛巾卷绕在脖子上，并将两端在下巴处系住。这样，支撑卷就可以填满颈部和枕头之间的空隙了。支撑卷的具体大小因人而异，选择时需要自行试验一下以确定适合于自己的高度。

（2）腰部支撑卷的使用

理想状态下，座椅的靠背应该足够高，使得我们可以将头部靠在上面休息。在乘坐汽车、火车、公共汽车或飞机时，我们总是倾向于保持椅背"推荐"的那种姿势。办公桌椅的设计通常也不够科学。在这样的环境下，你可能一直习惯于佝偻的坐姿。正因如此，长期久坐工作的人才更容易发生颈背部疼痛的现象。

坐姿佝偻很难纠正颈部的姿势。因此，我们必须首先纠正下背部的姿势。为了保持正确的坐姿，在坐下时一定要注意保持腰椎前凸，也就是我们在站立时腰部自然存在的那道向前的曲线。为达到这个目的，腰部支撑卷是必不可少的。支撑卷的直径在受压前最大不应超过 10~13 厘米。里面应该填充密度合适的泡沫橡胶，在受到压缩时，直径能够缩小到 4 厘米左右。如果不使用支撑卷，每当你因为其他事情分心而不再注意保持腰椎前凸时，你的下背部就会不自觉地佝偻起来。

02 季节习惯

风寒、潮湿等因素可以通过机体自主神经系统，引起皮肤、皮下组织、肌肉等的血管舒缩功能失调，引起血管痉挛、局部组织供血不足、淋巴液回流受阻、组织水肿、代谢产物积蓄、结缔组织间渗出、纤维蛋白沉积等一系列变化，患者主观感觉畏寒发凉、酸胀不适，久之因粘连引起肌肉僵直，关节活动受限，局部疼痛等症状。颈椎病患者在环境、气候、温度、湿度突然变化时，症状容易加重。

（1）春季

按照农历，立春之后就进入了春天。但事实上，立春前后的气候还是比较寒冷的，即使在长江以南地区，最低温度还经常在0℃上下。如果在这个时候不注意保暖，就容易因寒冷而患病。颈椎病患者多为中老年人，机体的免疫力相对较弱，代偿能力差，颈部的肌肉和关节呈退行性改变，体液循环和新陈代谢相对较差，对春天的寒冷更为敏感。

颈椎病患者的颈部如果暴露在春天的寒风中，容易使颈部肌肉痉挛，原有症状加重。颈椎病患者在春天应该注意颈部的保暖，根据天气的变化适时使用围巾，活动后防止颈部受风，并注意增减衣、帽的节奏和规律。

（2）夏季

在炎炎夏季由于使用空调和电扇的原因，患颈椎病的风险也开始加大。有的人喜欢把空调温度开得很低，使室内外的温差达到10℃以上。从很热的环境突然过渡到很冷的环境，会使暴露在衣服外的颈部肌肉无法适应，而导致局部血液循环能力下降。如果是颈椎病患者，就可以引起颈椎病症状的发作。电扇如果总是对着颈部或头部吹，也容易影响局部的肌肉血管功能，而引起疼痛等症状。

除了空调不要开得太冷和不要直接吹电扇外，长期在空调环境中工作学习的颈椎病患者，最好隔一段时间到室外活动一下以改善血管的舒张状况。若肢体感到发紧或发硬，可以自我轻度按摩，使肌肉放松，关节活动自如。

（3）秋季

颈椎病患者在秋季特别需要注意，因为经历了炎热的夏天，为了散热，人的毛孔经常处于开放状态，如果秋季天气突然变冷，风寒就容易进入颈部的毛孔、肌肉，使肌肉紧张僵硬，进而引起颈部小关节错位，而使颈椎病的症状加重。俗语说得好，"白露身不露"，就是告诉我们，到了秋季，就应该注意基本的防寒措施，而使相关疾病的发生可能降到比较低的水平。

（4）冬季

据统计，冬季颈椎病的发病率并不比其他季节高。这是因为冬季虽然寒冷，但大家的防范措施做得好，穿着很厚的衣服，出门戴着围巾，运动也减少了，对颈椎呵护有加所致。

虽然冬季颈椎病的发病率没有增高，我们也不能大意。冬季的寒风如果侵入人体，可以使肌肤和肌肉组织的小血管发生较长时间的收缩，产生较多的代谢产物特别是乳酸的大量堆积，对肌肉组织是一种负担，使肌肉发生痉挛症状。久而久之，肌肉可以发生纤维变性，收缩力下降，发生慢性损伤。寒风还可以降低机体的痛阈，使机体对寒冷的应激反应迟钝。如果这一切都发生在颈部，就会引起颈椎退变，或加重颈椎病患者的症状。

03 身体锻炼

平日应多做运动，如慢跑、快步走、倒向步行、健身操、游泳（自由泳）、爬山等，最好每天运动半小时，可加强骨骼和肌肉的耐力。老年人则应选择不损伤颈椎的颈保健操、太极拳等。

04 预防颈肩背软组织的慢性劳损

生活、学习、工作姿势正确，就会大大地减少发生劳损的机会。因工作或学习需要，引发过度疲劳时，事后应重视补救，选用热疗（热水浴最方便且效果佳）、平衡运动和适度休息，使颈肩背软组织得以康复。如脊椎部位不慎受伤，应及时医治，即使外伤痊愈后，也应拍摄颈椎 X 线片，请脊椎专科医师诊察，若有椎关节错位者即使症状不重，亦应及早复位，免留后患。若待病情加重时才治，椎周软组织因伤患已畸形，愈合日久，软组织粘连形成，复原难度增大。

50 岁以上的人群，颈椎退行性变必然会有，椎间盘退变使椎间隙变窄，或发展为椎间盘膨出；部分椎体有骨质增生，少部分受损伤的韧带钙化，这些生理和病理的变化，绝大部分属于人体生理的代偿范围内，只要椎间关节不发生错位，就可保持在代偿状态（健康状态）。

05 适量补充维生素 B

维生素类营养物质缺乏，也易引发颈椎病。其中维生素 B 有助于慢性颈背痛的患者增强神经、肌肉功能，增强抗疲劳的耐劳力。城市人的生活，尤其白领人士因工作繁忙紧张，体能消耗大，选择食物过于精细，不能从饮食中补充充分的维生素 B 类营养素，又因常饮啤酒、咖啡和奶茶等利尿饮品，使此类营养素经排泄流失过多。维生素 B 可从进食粗粮或杂粮中获得，也可选服复合维生素 B 片或多种维生素丸等。

06 注意颈肩部保暖

天气寒冷时，颈肩部受冷会引发颈椎病，因此要注意颈肩的保暖。老年人尤其要注意。颈椎病患者治愈后，虽然症状已消除，应继续重视上述预防措施，以防止颈椎病复发。

07 坚持做颈保健操

颈保健操是预防颈椎病的有效方法。根据研究，颈椎病主要病因均为颈椎失稳。由此可见，恢复颈椎固有的稳定性，能有效地预防颈椎病的发病或复发。颈保健操功效包括：自我复位、行气活血、改善颈部和脑部的血液循环及兴奋神经；仰卧挺胸法可锻炼脊柱有关肌肉的肌力，增强脊柱正常耐劳功能，使椎间稳定性康复。颈椎病患者痊愈后，如能坚持练这套颈保健操，均能达到预防复发的目的。坚持在每天早上睡醒后或早晚各 1 次，在床上做颈保健操，对睡眠中发生的轻微颈椎错位，有自我复位作用。

做颈保健操要持之以恒。连续做保健操3个月后，可改为隔日一次。具体步骤如下。

（1）干洗脸（仰卧）

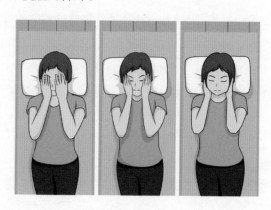

双手擦正面、侧面、耳后各10次。将脸擦热效果较好。如有头昏头涨，可加擦头顶部。

（2）前颈操（仰卧，头转向对侧）

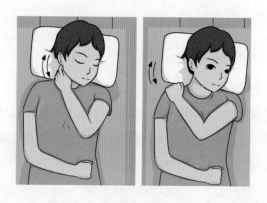

擦前颈左右各10次，按摩左右肩井穴各10次。肩井穴又名膊井穴，位于肩上，在大椎（颈椎第7节与胸椎第1节棘突之间）与

肩峰连线的中点处。

（3）后颈操（侧卧）

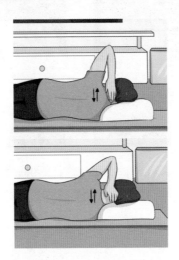

擦后颈 10 次，按摩后颈，上下移动抓拿 20 次，可在痛处多按摩，按摩时颈肌要放松。然后点穴，在风池、天柱、新设和天鼎，重复 3 次用拇指在穴位上按摩、点压，有轻度酸痛即可。做完后翻身另侧再做。

（风池穴：位于颈后枕骨下两侧凹陷处；天柱穴：位于风池穴下一横指；新设穴：在天柱下一横指；天鼎穴：位于颈外侧，胸锁乳突肌后缘处。）

（4）侧卧抬头

右侧卧位时用右手中指或左手拇指点按颈部痛处；左侧卧位时，则用左手中指或右手拇指点按。将头抬起离枕，等头放回枕后手指放松。如果颈无痛处，亦可不按。做完后翻身另侧再做，左右各 5 次。

（5）仰头摇正

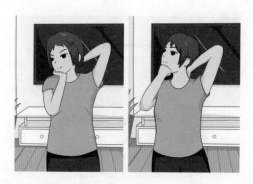

做时先用左手托枕部，右手反掌托下颌，将头向右侧转并呈上仰位。动作结束后，进行颈部放松，将右手向右上方稍用冲击力，闪动两下即可。然后同样方法在左侧做此动作（右手托枕部，左手反掌托下颌）。此动作，关节复位时可有弹响声，无痛感，但如果没有响声时不必强求，以免发生损伤。头痛、头昏和失眠的人，除睡醒后做此动作外，每天可以多做几次，坐位、蹲位均可。

（6）引身舒脊（仰卧，屈膝）

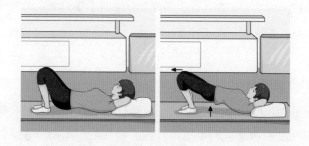

双手重叠抱住颈部，头稳定在枕上（或不用枕头）；使颈背肌肉放松，尽力屈膝，抬高臀部，双膝用力将身体向下牵拉，左、右膝交替用力牵拉也可以。反复牵拉 4~5 次，要求达到颈、胸椎部有

被牵拉感。

（7）按胸抬头（仰卧，深呼吸）

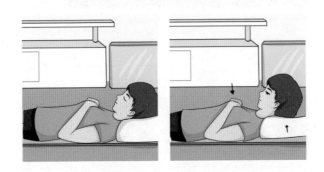

平卧，身体放松，深吸气；抬头时，双手重叠按压胸口呼气，共 10 次。

（8）仰卧挺胸（仰卧，深呼吸）

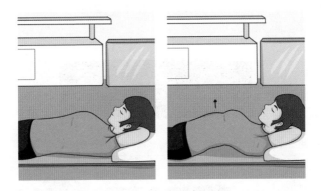

双手重叠保护颈部，两肘平置枕（床）上；以臀部和枕部作支点，将颈、胸、腰部抬起做挺胸动作（离床即可，不必过高）。动作宜慢，做 20~30 次。挺胸时深吸气，平卧时呼气。这个动作对脊椎失稳者比较重要，能促进失稳的脊椎恢复正常，熟悉后可多练。

（9）仰卧冲拳（双手握拳）

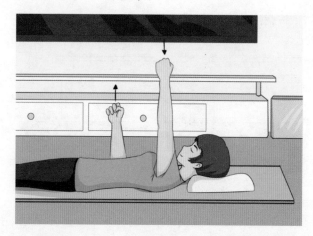

　　仰卧，双手握拳，左右交替慢而有力地向上交替冲拳，冲出时如推重物，肩要离床。左右各 10~20 次。睡醒后双手麻木的患者可先做此练习。

（10）仰卧定腿

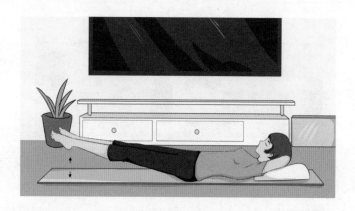

　　双足并拢，蹬直，足跟离床 20 厘米处定住，疲劳时放下，呼吸几次后再练，共 3 次。

（11）仰卧起坐

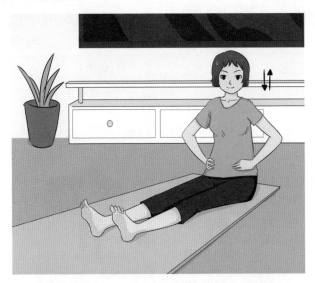

　　卧位，腹部发力坐起，双手叉腰，左右转动上体 3 次，然后松肩，两肩慢慢抬高，接着用力放下、放松。重复 3~5 次。

（12）深呼吸（立位）

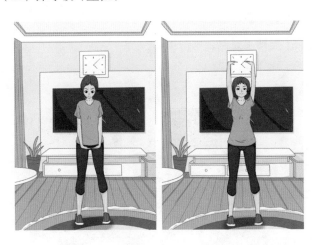

站姿，双脚与肩同宽，指尖相对掌心向上，双臂自然下垂；双手上举的同时掌心由外翻转向上。举手时吸气，放手时呼气，动作要缓慢，呼吸要慢而深（每分钟 2~4 次最好），做 10~20 次。有胸背痛者，此法改用单手上举，左、右手各做 10 次。

（13）打肩拍背（立位，两脚分开，平肩宽）

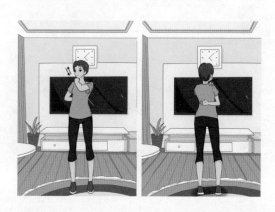

左手经过肩膀打右肩，头向右转，同时用右手经过腰间手背拍背；然后进行对侧拍打，用右手打左肩，头向左转，同时用左手手背拍背。左右重复各做 20 次。

（14）摇橹（立位，弓箭步）

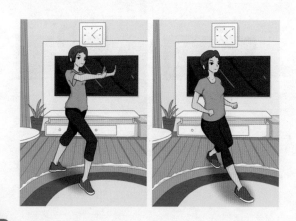

两眼正视前方，左腿稍向后蹬，右腿屈膝向前跨半步成弓箭步，双臂推掌伸出，掌心向前；随后，收拳后拉，重复 10 次，再做对侧。

08 预防外伤

避免过早发生颈椎病，预防工作应从青少年时期开始，50 岁前又以预防外伤最重要（包括婴儿产伤）。当头颈受到急性的意外撞击、前俯后仰的挥鞭伤、搬扛重物颈侧屈过度的挤压伤均极易引发颈椎结构性的损伤（骨关节错位、韧带损伤），以及导致椎旁肌肉扭伤或韧带、关节撕裂性伤害，这些都是提早发生颈椎病的原因。

第三节

关于颈椎病的劳动保护

在日常生活和工作中，有时难免于非生理性体位活动。此时应及时改变各种环境和条件，力争在不影响生活和工作的前提下取得机体的平衡。在大多数情况下，应该注意选择最合乎生物力学功能条件的体位，即选择最佳的劳动姿势和体位，并创造最佳的劳动效果，尽量做到省力、能持久、无损伤、效益大，这正是劳动保护的目的。

01 端正和提高认识，防止和减少损伤

要加强预防教育和颈椎病基本知识的宣传，使人们对颈椎病有正确认识，积极主动配合防治。日常生活劳动中要注意劳逸结合，劳力适度。工作后应重视及时消除疲劳和损伤，如颈腰部自我按摩，做工间操、太极拳及脊柱导引改变工作体位和休息等。伏案工作者注意颈腰部适度锻炼，站立工作者注意脊柱和下肢的适度锻炼。总之，应根据不同情况，采取不同调养方法，并持之以恒，养成习惯，贯穿到生活和工作之中。

02 保持正确体位和活动方法

正确体姿已如前述，应注意在日常生活和工作中运用。临床常见许多患者就是因为一个不正确的姿势或体位引起椎间盘突出或诱发脊柱的其他病变。尤其需要注意的是，一些人在劳动时出狂力或长时间干一种体位的工作，更易引起脊柱的损伤。此外，对于爱好运动的人，更要注意科学运动，如预动预热、适度运动、动后拉伸等，不要因为时间关系而仓促运动，既不热身也不拉伸，或运动过度，常常容易损伤脊椎关节。

03 增强体质，提高机体耐力和抵抗力

要养成良好的健身习惯，坚持早、晚和工间运动。长期坚持，必然增强脊柱及整个身体对日常生活和工作带来损害的耐受性，提高抵抗脊柱病的能力。尤其是导引中的站桩和太极锻炼，效果更为显著。

04 重度疲劳后的保护和恢复方法

先用 40~45℃热水沐浴，然后辅以保健按摩或采取俯卧位，以下肢屈曲的体位休息。上述方法可加速血液循环及淋巴液回流，促进代谢产物排泄，提高肌肉神经营养，增进肌肉储备力量和耐力，既可迅速（约15分钟）消除疲劳，又可延缓疲劳的再度发生。

05 防止不合理的超量负荷，科学地安排生活和工作

在工作中一定要量力而行，尤其注意不能打赌、怄气、超负荷工作而损伤脊柱乃至整个身体。即使轻体力劳动，也要在出现疲劳之前休息或变换姿势体位。

06 加强各项预防和保护措施，及时治疗微小损伤

对于长期站立、行走或从事武术训练等的工作者，可系上保护性腰围、腰带等。一旦发生急性脊椎损伤，即使很轻微，也要立即治疗，并在彻底痊愈后方可从事负重劳动，以免转为慢性。对已转为慢性者，要防、治结合，注意休息。

07 消除各种不利因素对脊柱的影响

除上述方面外，像气候突然变化，电磁辐射，劳动时间过长，不合理的劳动组合和制度，不适宜的劳动条件、环境、工具和方法，劳动情绪不高、精神紧张及无效体力消耗，等等，均会

对脊柱及整个身体形成不良影响，在生活和工作中应尽量避免其危害和影响。

颈部保健

在脊柱病中，颈椎病占到 2/3。据国内统计资料表明，50~59岁的人群中，25% 患过或正在患颈椎病；而在 60 岁及以上的人群中，发病率则高达 50%。加之近年来该病的发病年龄越来越年轻化，所以预防非常重要。

01 防止风寒湿邪侵袭

部分颈椎病发病前或疾病复发前有汗出当风凉、接触冷水等，这些因素在本病的发生发展过程中起着重要作用。如春季多风寒湿，要防止受风、受寒、淋雨，椎体关节处要注意保暖，不穿湿衣、湿鞋、湿袜等。夏季暑热当令，不要贪凉受冷、暴食冷饮等。秋季气候干燥但秋风送爽，天气转凉，要防止受风寒侵袭。冬季寒风刺骨，注意保暖是最重要的。另外，有些职业是工作在水湿潮冷的环境中，如井下或露天作业等，一定要注意使用劳动保护用品，垫、被盖应勤洗晒，以保持清洁和干燥，劳动出汗，切勿对风吹。

02 合理使用保护器具

颈椎疾病中颈托的合理使用可起到制动和保护颈椎、减少神经磨损、减轻椎间关节创伤性反应的作用，并有利于组织水肿的消退和巩固疗效、防止复发。对急性发作期患者，尤其对颈椎间盘突出症、交感神经型及椎动脉型颈椎病的患者更为合适。一般情况下，工作活动时戴上颈托，休息时可除去。使用颈托时颈部的松紧要合适，过松达不到保护固定颈部的作用，而过紧则影响颈部的功能，松紧度以佩戴颈托后颈部的旋转与肩部同步转动为适度。使用时应保持颈部清洁，防止颈部皮肤过敏，可在颈托内面垫上小毛巾，并每天更换，进食时防止食物从下颌污染颈部。

长期或持续使用颈托可以引起颈背部肌肉萎缩，关节僵硬，所以使用时间不可过久，在症状逐渐减轻后要及时除去颈托，使用时间依病情而定。在停止使用颈托前，必须到医院进行复查，再决定何时停止使用。

03 合理进行家庭理疗

家庭理疗不仅省时省钱而且还可以配合口服药物、外用药等治疗方法取得较好的治疗效果。对于那些离医院较远、看病不方便的患者来说可以有事半功倍之效。常用家庭理疗方法有如下三种。

（1）冷疗

疼痛急性期症状较重时宜使用冰块冷敷治疗。局部冷敷有助于减轻组织的渗出肿胀，有助于减轻局部的无菌性炎症反应，从而可以减轻疼痛。冷敷的时间一般应控制在急性发病后的两三天内。应当注意，在冷敷时，每次时间不要太长，不要让冰块在一个部位停留过长时间，以防止局部皮肤冻伤。冷敷时以每次 10~30 分钟，每日 5~10 次为宜。

（2）热疗

热敷治疗可改善局部的血液循环，缓解肌肉痉挛，消除已经出现的肿胀，以减轻症状，一般适用于慢性期的患者。可用热毛巾、热水袋或电热手炉等进行局部外敷，也可用红外线灯泡照射或普通白炽灯等热敷；市售的各种场效应治疗仪、频谱仪以及远红外线治疗仪等实际上也是以产热为主的理疗方法，与热敷治疗的机理大致相同，可以使用。也可用活血化瘀的中药洗方法，受热时，局部毛细血管扩张，可以增加活血化瘀中药的局部吸收，增强其局部的药理作用，从而起到很好的消炎、消肿、止痛的作用。治疗时间不宜过久，温度不宜过高，否则可引起周围血管过度扩张而加重症状，有些甚至可引起局部烫伤，应注意避免。

（3）蜡疗

是一种利用加热的蜡敷在患部或将患部浸入其中的理疗方法。有防止组织中血液及淋巴液渗出、减轻水肿的作用。在家庭进行蜡疗，可购买熔点为 53~56℃的医用石蜡 500 克，装于盆内用小火使其完全融化，稍冷凝固成蜡块后即倒在塑料布上，包裹于身体的治疗部位。使用蜡疗应注意温度，避免引起烫伤。

应当注意的是，长期反复使用理疗，可能使局部肌肉因长期充血而变性或引起永久性的功能障碍。怀疑有肿瘤、结核的患者一般不能使用理疗，进行了内固定手术的患者除冷热敷外，一般不能进行超短波、离子导入等局部电疗。

04 预防分娩造成的颈椎损伤

防治颈椎病，要从婴儿做起。在临床操作中，接生人员在胎头娩出后，如果在胎头未完成复位及外旋转时即进行拖拉，或根本不熟悉胎体方位而向相反方向外旋转以急于强行拖出胎儿，由于忽视了胎儿头部与肩部的正常关系，加上用力过猛，极易导致椎骨间滑移不稳，椎骨周围韧带肌腱、肌肉损伤，失去相互间正常协调的平衡，导致功能失调。

分娩期间的创伤还有以下四种：①臀位产（其中臀位牵引）；②器械助产（包括高位或中位产钳）；③头盆不称；④出肩困难。前三者在分娩的过程中由于暴力牵拉、旋转、过度屈伸颈椎造成损伤，致婴幼儿斜颈（胸锁乳突肌损伤）、颈部臂丛神经损伤、先天性枢椎横韧带松弛、寰枢关节紊乱（半脱位）等，如果再加上新生儿期不正确的睡眠姿势，就更加重了颈部的损伤。由于新生儿无法主诉，如医生和家人不注意时，以上病症容易漏诊。再者，这些损伤又常常不具备 X 线表现，就更难以诊断。即使及时进行治疗，倘若治疗不彻底，也容易成为日后颈椎发病的根源。

预防办法：首先，助产人员应掌握产科知识，熟悉胎位、分娩机转及正规的接生操作姿势。其次，分娩完毕后，应注意新生儿颈肩部有无肿块、压痛及功能障碍。最后，应帮助新生儿正确的睡眠姿势，以防新生儿颈椎病的发生。一旦发生新生儿颈椎病，应立即采取补救治疗措施。

05 预防哺乳期颈椎病

初生婴儿产后哺乳期内，由于母亲的不良哺育方式或不正确的姿态很容易造成初生婴儿颈部损伤。

（1）早抱。小儿骨气未成，形气未正，筋骨较为软弱，年龄越小越见突出，更易受损伤。而初生婴儿头颅与体重的比例，是人一生中的最大值。婴儿出生后半年内，由于颈部肌肉、韧带发育不全，难以支撑头颅重量，大人抱起时稍有不慎，即可造成婴儿头颅过伸过屈，或扭转损伤。

（2）婴儿长时间不良卧姿。婴儿睡眠时枕头过高或坐位睡眠，如婴儿在婴儿车上长时间低头睡觉，颈部长时间处于过屈或过伸位，或长时间侧卧于硬枕（如绿豆枕头）之上，使颈部肌肉斜向拉伸，这些都是造成颈部损伤的常见原因。

（3）摔伤。婴儿从床上掉下也是颈部损伤的一种常见突发因素。由于婴儿掉下床时多为头着地，大人往往只想到脑外伤，实际上颈椎损伤远比脑外伤多见。婴儿头着地时脑有坚硬的颅骨保护，这样会形成对颈部间接暴力冲击压缩伤，往往会造成颈椎损伤。

预防办法：不要过早抱起初生婴儿。初生婴儿出生后要适当延长卧床时间，这对已有的产伤是最好的治疗，对无产伤的婴儿也有保护作用。抱初生婴儿时大人要用一只手托住其枕颈部，防止初生婴儿头颅过伸过屈而造成颈部损伤。避免婴儿的枕头过高成坐位睡眠，防止其颈部长时间处于过屈位，造成颈部损伤。婴儿床边要有护栏，防止从床上掉下造成颈部损伤。

颈部保健练习（通用）

01 徒手工间操

（1）屈伸练习　站立或坐位，轻轻低头，再慢慢仰头，舒缓颈部肌肉。

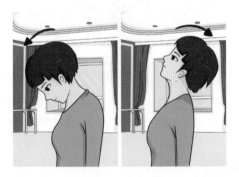

（2）肩胛练习　站立或坐位，先轻轻耸肩缩脖，再将肩膀向前或向后环绕放松。

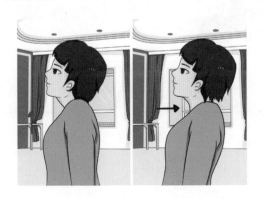

（3）对抗练习　站立或坐位，双手交叉置于脑后，头向后仰，对抗手向前的力，保持 20 秒。

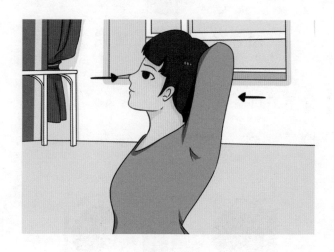

（4）飞燕练习　俯卧，双臂放在身体两侧，面朝下，做两头翘起的姿势数次，有助于缓解一天工作中颈椎和腰椎的疲劳。

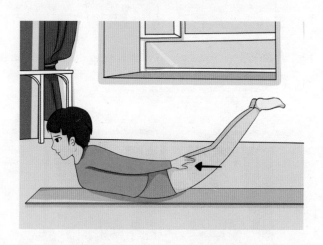

02 辅助工间操（弹力带）

　　弹力带是最易于携带的锻炼工具，练习方法也相对较好掌握，既能够很好地模仿日常动作，改善颈部肌肉功能，训练强度也要高于一些徒手的练习。要注意的是，选择弹力带时要注意不同的颜色代表了不同的弹力强度，要根据自身需求来进行选择，或循序渐进地使用，这也是颈部肌肉力量提升的方法。

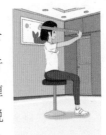

(1)

　　以下动作能够较好地缓解现代生活方式下人们的颈椎和肩部的不适感，可以随时随地进行练习。训练时为了弹力带的稳固可以先在手上缠绕一圈再抓紧弹力带，防止训练过程中弹力带脱手，颈部突然失稳造成新的疼痛或扭伤。练习过程中要小心谨慎，严格按照要求进行。若在训练过程中或训练后疼痛加剧要减小练习幅度或换较小弹力的弹力带，用力要缓，切忌使用蛮力。

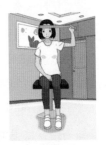

(2)

　　（1）颈后缩练习　坐位或站立位，将弹力带绕过头后部，单手水平向前拉开。收下颌的同时，手向前拉弹力带，给头部以对抗的力，注意在整个过程中颈部要保持正直，力度要适宜。

　　（2）颈侧偏练习　坐位或站立位，将弹力带绕过耳侧头部，单手水平向对侧拉开。在保持颈部正直不侧偏的同时，手向外拉弹力带，给耳侧头部以对抗的力，两侧交替进行。

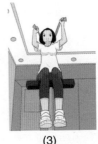

(3)

　　（3）单侧旋转练习　坐位或站立位，将弹力带绕过头后部，双手分别水平向前拉开。在保持颈部正直不偏移的同时，一手固定不动，另一只手将弹力带向前拉动，两侧交替进行。

（4）双侧旋转练习　坐位或站立位，将弹力带绕过头后部，在额头处交叉，双手分别向左右两侧水平拉起弹力

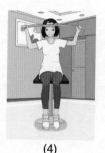
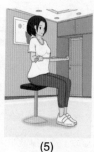

(4)　　　　　　(5)

带，在保持颈部正直不偏移的同时，一只手固定不动，另一只手将弹力带水平向外拉动，两侧交替进行。

（5）双侧外旋练习　坐位或站立位，双手握紧弹力带两头，腰部挺直面向正前方，做夹肘小臂外展的动作，同时感受弹力带的拉力。

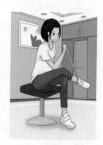

(6)

（6）单侧外旋练习　坐位或站立位，将弹力带套在脚腕或踩在对侧脚下，肘部用腿或桌面作为支点进行小臂外展的练习。

（7）双侧内收练习　坐位或站立位，双手抓紧弹力带，将弹力带绕过背部，在不耸肩的情况下，向前做环抱动作，并感受弹力带的拉力。

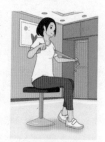

(7)

（8）双侧外展练习　坐位或站立位，面向椅背或柱子，将弹力带绕过椅背或柱子，双手抓紧弹力带，在不耸肩的情况下，做水平外展的练习，并感受弹力带的拉力。

（9）单侧斜向上外展练习　坐位或站立位，将弹力带踩在脚下，一侧手臂固定不动，另一侧

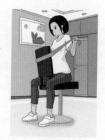

(8)

手臂拉紧弹力带斜向上 45° 外展，两侧交替进行，站姿时应采取扎马步姿势进行练习（双脚与肩同宽，膝盖微屈但不要超过脚尖，身体微微向前倾斜，腰背挺直，眼睛顺势看前方地面）。

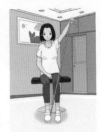

(9)

（10）双侧斜向上外展练习　坐位或站立位，将弹力带踩在双脚下，两侧手臂同时拉紧弹力带斜向上 45° 外展，选择站姿时应采取扎马步姿势进行练习。

以上练习每组进行 10~15 次，每次练习 3 组左右较为适宜。若初次完成较为困难，可以减少每组进行的次数，循序渐进地练习。初学者建议首先使用坐姿进行练习，因为坐姿相比站姿更稳定，动作难度相对较小，随后再逐渐改为站姿练

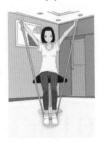

（10）

习。站姿练习时要注意在体姿正直，腰背挺直，躯干稳定的前提下进行练习。

注意事项

在使用弹力带练习时也要注意，尽量在使用之前先咨询专业人士，否则容易造成受伤。拿到一条全新的弹力带时，要先将弹力带逐段进行拉力检查以确保拉力均匀。在使用前也要注意检查弹力带是否有破损或裂痕。

弹力带的有效长度是原长度的三倍，不要过分地牵拉弹力带，经常使用弹力带的练习者要注意每 1~2 个月更换一次弹力带，清洗后的弹力带切忌暴晒，有汗渍时也要及时清理，因为这些都会加速弹力带的老化。

使用弹力带时要摘掉戒指、手链、项链、耳环等物品，防止发

生意外。练习时尽量不要选择在眼前的动作，防止弹力带突然断裂导致受伤。对橡胶过敏的人群要注意弹力带的材质或将弹力带接触身体的部分垫放毛巾。

不同人群的颈部保健锻炼

01 给伏案久坐者的锻炼建议

伏案工作者大多数时间处于低头俯视状态，容易引起颈椎病，要防范颈椎病的发生就需要改变这种不良习惯，定时变换姿势，改变头颈部体位。我们可以在伏案工作每 20~30 分钟后，抬头伸颈，远眺，做几次深呼吸。然后转肩、耸肩、伸懒腰各数次。通过这样的活动，可以消除双眼的疲劳，振奋大脑，缓解颈椎间隙内的高压，缓解颈、肩部的紧张和疲劳。

在工作间隙也可以进行颈部锻炼，以下动作均可供选择。

屈肘扩胸：8~10 次。

斜方击拳：屈肘，双手握拳平腰部，向对侧斜方击出 6~8 次。

上方击拳：屈肘，双手握拳平腰部，向上方击出，左右交替各 6~8 次。

侧方击拳：屈肘，双手握拳平腰部，向侧方击出，左右交替各 6~8 次。

直臂前上举：左右交替各 4~8 次。

直臂外展：左右交替各 4~8 次。

肩后转：双臂垂直，双肩尽量上抬，然后向后旋转 8~16 次。

肩臂后展：双肩臂同时向后用力，做 6~8 次。

直臂前后摆动：做 6~10 次。

抗阻性头后仰：双手交叉至枕部，头后仰时手给定阻力，做 8~16 次。

对于已经出现颈椎病症状的伏案工作者，更应该加强防范措施，减少工作时间，在平时的生活习惯中注意合理的姿势，放松心情，合理饮食，进行一定量的颈椎保健操锻炼，并积极配合医生进行治疗。

02 给电脑族的锻炼建议

电脑族长期盯着屏幕，不但损伤颈部，也损伤眼睛。所以电脑族首先需要定期远视，每当在电脑前工作半小时以上后，应抬头远视半分钟左右，待眼睛疲劳消退后再继续工作。

电脑族同样需要定期改变头颈部体位，经常注视屏幕，会引起颈椎椎间隙内压改变，也易使张力较大一侧的肌肉疲劳而加剧关节内外平衡的失调。为改变这一不良后果，电脑族可以在头颈部向某一方向转动过久之后，即再向另一相反方向转动，并在短短数秒内重复数次。这样既有利于颈椎保健，又可消除疲劳。

一套合适的电脑桌椅对于电脑族也是非常重要的。桌面过高，会使头颈部呈仰伸状，而过低则势必呈屈颈状。此两种位置均不利于颈椎的内外平衡，尤其是后者在日常最为多见。因此，必须加以适当调整。原则上，以使头、颈、胸保持正常生理弧度为准，尤其是具有颈椎病症状者，切勿过屈或过伸。购买一台可以调节屏幕高低和角度的电脑对于电脑族来说，也是一个保护颈椎的好方法。

电脑族还应该在使用电脑的时候根据自己的实际情况采取相应的活动方式，包括工间操、散步等。这样不仅对颈椎，而且对全身骨关节系统均有利。

03 给学生族的锻炼建议

学生族每天需要连续上课，不可能在上课的时候摇头晃脑地进行颈椎锻炼。可以利用课间休息的时候适当活动。可以在教室外做抬头、伸颈、转颈和扩胸各 20 次，每天 3 次。在做锻炼的前后还可以有意识地抬头望天，欣赏树木或室内悬挂的照片、书画，这既是一种放松，又是一种怡然自得的颈部锻炼，可以松弛颈部肌肉和椎间关节，并可以消除眼部的疲劳。

04 给中老年人的锻炼建议

中老年人的身体处于逐渐衰退状态，在做颈部锻炼的时候应该注意一定的运动强度和运动量，动作不宜选择过多，动作时间也不宜过长，以避免意外情况发生。

中老年人可以使用以下三个动作进行颈部锻炼：

（1）站立位。两手的拇指顶住下颌，慢慢往后抬，使头部保持仰伸状态，坚持 6~10 秒。此动作重复 6 次。

（2）站立位。用一手绕过头顶，置于对侧耳部，来回向左右方向扳动头部，坚持 6~10 秒。此动作左右交替各重复 3 次。

（3）站立位。双手十指交叉抱头后部，将颈部往前拨，坚持6~10秒。此动作重复6次。

上述动作每天坚持1~2次，对于中老年人预防颈椎病是极有帮助的。

不同时间段的颈部锻炼

01 晨起适宜的颈部锻炼

每天晨起，如果适当地早起，可以选一个空气清新的环境，做一套颈椎病预防操，不但对颈椎有好处，也可以强身健体。具体的方法介绍如下。

第一节　引颈运动

预备式：直立位，两脚开立与肩同宽，双手叉腰，拇指向后。

向上引颈，同时头缓慢向左旋转至最大限度，目视左前方，然后还原。

向上引颈，同时头缓缓向右旋转至最大限度，目视右前方，然后还原。

向上引颈，抬头望天至最大限度，然后还原。

引颈低头看地至最大限度，然后还原。

以上动作重复2次。

第二节　扩胸转颈运动

预备式：直立位，两脚开立与肩同宽，两手虎口相对，掌心向前与肩间同高，距离面部约 20cm，目视虎口。

掌变空拳，拳心向前，然后两拳以同水平高度向左右分至体侧，同时扩胸，头向左转，视线穿过左拳心孔远视。还原预备式。

重复以上动作，头向右转，视线穿过右拳心孔远视。

以上动作重复做 4~6 次。

第三节　拍肩转颈运动

预备式：直立位，两脚开立与肩同宽，两手自然下垂，含胸，目视前方。

右手向左上摆，掌拍左肩背，同时头尽量转向左侧至最大限度。左手向左后摆，随着旋腰向右侧。左手向右上摆，掌拍右肩背，同时头尽量转向右侧至最大限度。右手向右后摆，随着旋腰向左侧。

第四节　擦颈运动

预备式：直立位，两手指头交插放在颈项后，掌面贴颈。

先左后右来回摩擦颈项，用力适当。使颈项产生微热感为度。反复进行 16 次。

02 入睡前适宜的颈部锻炼

入睡前可以做一些放松颈部的颈部锻炼，使劳累了一天的颈部肌肉得到放松，也有助于睡眠。

仰卧，双手掌心互搓 20~30 次，待掌心发热后，分别搓脸部正面、侧面及耳后 20 次。

仰卧，双手轮替按摩对侧肩膀 20 次。

侧卧，屈肘用手擦后颈部 10 次，并上下移动按摩肌肉 20 次。

仰卧，一手托后枕，一手托下颌，将头部向上仰起，并向左右侧做轻缓的旋转。

03 看屏幕时适宜的颈部锻炼

看屏幕（如看电视）的时候，我们可以在广告的时候或间隔一段时间后进行"米"字操的锻炼。"米"字代表了锻炼的几个动作的方向。先缓慢地将颈部向前、向后屈伸 3 次，再缓慢地将颈部向左右两侧弯曲 3 次，最后缓慢地将颈部向左右两侧旋转 3 次。

"米"字操的锻炼方便易学，且不需要专门安排时间，在工作或学习的间歇都可以进行。

04 聊天时适宜的颈部锻炼

聊天的时候一般处于站位或坐位，我们可以做一些简单的颈部活动以增进颈椎的活动功能，防止关节僵硬，促进血液循环。

（1）颈部旋转。双手叉腰，头轮流向左右旋转，旋转时动作要慢，当旋转至最大限度时停留 3~5 秒，使肌肉和韧带得到充分的牵拉。

（2）颈部侧屈。颈部轮流向左右侧屈，使耳朵尽量触及同侧的肩膀，动作同样要慢。

（3）颈部前伸。颈部轮流向左前和右前伸出，眼睛同时向左前下和右前下望。

（4）颈部后转。颈部轮流向左后、右后旋转，眼睛同时向左后上、右后上望。

（5）伸颈拔背。两肩放松下垂，下巴略内收，后脑勺向上升，似颈椎牵引状，持续 3~5 秒。

（6）颈部环绕。颈部放松，呼吸自然，缓慢转动头部，顺时针与逆时针交替进行。

以上所有动作都要求缓慢进行，如果动作太快，有可能伤及颈椎。如果条件允许，可以做 6~12 次，但在聊天时按照以上动作随意做几下，对于颈椎病患者都是有好处的。

05 看书时适宜的颈部锻炼

看书的时候，可以每隔 1 个小时左右就活动一下颈部，坐在凳子上也可以做颈部锻炼操。做操前，采用正坐位，两臂自然下垂的预备动作。

第一节　左顾右盼

上体保持端正不动，头颈尽量向一侧旋转，直到能看到肩部。要求做到颈部有酸胀感。这样保持 3~5 秒，再恢复到预备姿势。然后头颈向另一侧旋转，要求同上，只是方向相反。重复做 5~10 次。

第二节　健侧牵引

头颈向健侧缓慢侧屈以后，保持侧屈位片刻。由此姿势再稍加用力，进一步侧屈一下，这时患肢可能突然感到舒适，或者臂、手部有瞬间发麻感。重复 10 次。

第三节　夹背牵颈

两手叉腰，两臂用力向后，尽量使两肩胛骨靠拢，同时挺胸，头稍低，后颈向上拔，这样静止用力保持 10 秒左右，然后还原，要求做到肩胛部出现酸胀，颈项部感到舒适。重复 10 次。

第四节　抗阻后伸

两手托枕部，头颈用力对抗着双手阻力向后靠，这样静止对抗用力保持 10 秒左右。要求做到颈项部感到发热、发胀。重复 10 次。

第四章

颈椎病的诊断

JINGZHUIBING DE ZHENDUAN

第一节

颈椎病的临床症状

01 颈型

具有典型的落枕史及上述颈项部症状体征；影像学检查可正常或仅有生理曲度改变或轻度椎间隙狭窄，少有骨赘形成。

02 神经根型

具有根性分布的症状（麻木、疼痛）和体征；椎间孔挤压试验或 / 和臂丛牵拉试验阳性；影像学所见与临床表现基本相符合；排除颈椎外病变（胸廓出口综合征、网球肘、腕管综合征、肘管综合征、肩周炎、肱二头肌长头腱鞘炎等）所致的疼痛。

03 脊髓型

出现颈脊髓损害的临床表现；影像学显示颈椎退行性改变、颈椎管狭窄，并证实存在与临床表现相符合的颈脊髓压迫；排除进行性肌萎缩性脊髓侧索硬化症、脊髓肿瘤、脊髓 损伤、继发性粘连性蛛网膜炎、多发性末梢神经炎等。

04 交感型

诊断较难，目前尚缺乏客观的诊断指标。出现交感神经功能紊乱的临床表现、影像学显示颈椎节段性不稳定。对部分症状不典型的患者，如果行星状神经节结封闭或颈椎高位硬膜外封闭后，症状有所减轻，则有助于诊断。排除其他原因所致的眩晕：

（1）耳源性眩晕：由于内耳出现前庭功能障碍，导致眩晕。如美尼尔综合征、耳内听动脉栓塞。

（2）眼源性眩晕：屈光不正、青光眼等眼科疾患。

（3）脑源性眩晕：因动脉粥样硬化造成椎 - 基底动脉供血不足、腔隙性脑梗死，脑部肿瘤，脑外伤后遗症，等等。

（4）血管源性眩晕：椎动脉的 V1 和 V3 段狭窄导致椎 - 基底动脉供血不足，高血压病、冠心病、嗜铬细胞瘤，等等。

（5）其他原因：糖尿病、神经官能症、过度劳累、长期睡眠不足等。

05 椎动脉型

曾有猝倒发作，并伴有颈源性眩晕；旋颈试验阳性；影像学显示节段性不稳定或钩椎关节增生；排除其他原因导致的眩晕；颈部运动试验阳性。

第二节

颈椎病的影像诊断

01 X 线检查

X 线检查是颈椎损伤及某些疾患诊断的重要手段，也是颈部最基本最常用的检查技术，即使在影像学技术高度发展的条件下，也是不可忽视的一种重要检查方法。

X 线平片对于判断损伤的疾患严重程度、治疗方法选择、治疗评价等提供影像学基础。常拍摄全颈椎正侧位片，颈椎伸屈动态侧位片，斜位摄片，必要时拍摄颈 1~2 开口位片和断层片。正位片可见钩椎关节变尖或横向增生、椎间隙狭窄；侧位片见颈椎顺列不佳、反曲、椎间隙狭窄、椎体前后缘骨赘形成、椎体上下缘（运动终板）骨质硬化、发育性颈椎管狭窄等；过屈、过伸侧位可有节段性不稳定；左、右斜位片可见椎间孔缩小、变形。有时还可见到在椎体后缘有高密度的条状阴影——颈椎后纵韧带骨化（OPLL）。

02 颈部 CT

CT 可以准确地判断椎体与椎管矢径的大小，有利于判定 OPLL 的范围、对椎管的侵占程度以及致压物之间的空间关系，也可以用来排除骨质本身破坏性的病变。此外，脊髓造影配合 CT 检查可显示硬膜囊、脊髓和神经根受压的情况。

03 颈部 MRI

颈部 MRI 检查则可以清晰地显示出椎管内、脊髓内部的改变及脊髓受压部位及形态改变，对于颈椎损伤、颈椎病及肿瘤的诊断具有重要价值。当颈椎间盘退变后，其信号强度亦随之降低，无论在矢状面或横断面，都能准确诊断椎间盘突出。磁共振成像在颈椎疾病诊断中，不仅能显示颈椎骨折与椎间盘突出向后压迫硬脊膜囊的范围和程度，而且可反映脊髓损伤后的病理变化。脊髓内出血或实质性损害一般在 T2 加权图像上表现为暗淡和灰暗影像。而脊髓水肿常以密度均匀的条索状或梭形信号出现。

04 经颅彩色多普勒等

经颅彩色多普勒（TCD）、DSA、MRA 可探查基底动脉血流、椎动脉颅内血流，推测椎动脉缺血情况，是检查椎动脉供血不足的有效手段，也是临床诊断颈椎病，尤其是椎动脉型颈椎病的常用检查手段。椎动脉造影和椎动脉 B 超对诊断有一定帮助。

第三节

颈椎病的自我诊断

在颈椎病的自我诊断初始阶段，先按照本章第一节的临床症状进行自我评估，确认损害组织及所属类型。例如：手臂麻痛则有神经根受损的可能，头昏脑涨则有椎动脉受损的可能，等等。

01 颈椎活动度功能测试

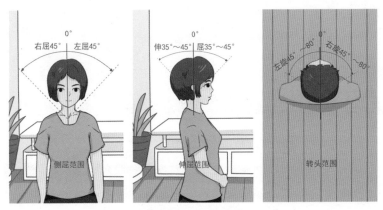

颈椎正常的运动范围

这项试验用于判断发生关节错位的部位和错位类型。活动颈部时，痛处就是发病的部位，以活动受限制的方向判定错位类型，最好可以做记录，例如：头向左（或右）转受限，属旋转式错位；向两侧屈受限，属侧弯侧摆式错位；仰头低头受限，属滑脱式错位；多方向活动受限，属混合式错位或椎间盘突出症，或颈椎病的急性炎症期。

02 检查颈椎棘突压痛点

颈椎的棘突两旁，即颈后中线外开两横指处。触压时感到疼痛的位置，即为压痛点。自我触诊可采坐位或仰卧位进行。

（1）坐位自我触诊

用双手中指，在颈椎两侧顺耳背后方，手指轻触及颈椎骨（棘突）的后方。

左、右手同步由上而下逐节（共7节）触摸，感到隆凸有压痛处，即是发病颈椎关节。

（2）卧位自我触诊

头枕枕头仰卧，颈部放松。检查方法同坐位。

03 检查颈后部椎旁软组织劳损点

用手指在颈椎附近拨触（上下揉按触摩），出现摩擦音处为劳损点（即有纤维性变），肌肉劳损发炎处有压痛，肌肉紧张压痛为肌肉痉挛。颈椎失稳者，颈部活动时会听见沙沙声或弹响声。

04 寻找病因

颈椎处于失稳状态，尚未发病之前，即颈椎病的代偿期（潜伏期）。期间，患者可时有落枕发作，或者劳累后颈背有不适感，应特别加以注意。这时如遇某些诱因，即可急性发病。常见的诱因如轻微扭伤、落枕、颈肩受凉，挥臂或扛、提重物后，因长期低头、仰头、扭颈工作而过度疲劳时及患感冒时。这是由于颈椎失稳后，易受外力或自身肌力牵拉而致小关节错位；或是由于关节在活动过程中，因失去韧带的约束力而超越正常的活动范围。如低头时，某关节已超过正常活动范围，抬头时，关节不能还原而错位。椎间盘变性的椎小关节，当受重力时，容易发生椎间关节错位（顺关节斜面向后滑移），即使椎间孔横径变形或变窄，亦可致椎管纵径（矢状径）变形或变窄。实验证明，椎间孔横径变形变窄，比正常缩窄1/3时，可刺激神经根，颈部活动时便出现不适；比正常缩窄1/2时，即直接压迫神经根，使症状加重。若颈椎多个关节发生错位，便会导致在横突孔通行的椎动脉扭曲而发病。

以上各种病理变化，又因每个人先天的椎管、神经根管的宽窄不同，使各人颈椎的代偿能力大小有异。重视减少诱因发生，多可预防发病。

颈椎病的诊断，随着发病机制的深入认识，而有所改进。主要问题在于不能着重于骨质增生和韧带钙化。现将诊断要点归纳如下：

（1）出现一项或多项颈椎病症状；

（2）颈部活动范围有障碍；

（3）进行颈椎触诊，发现横突、关节突、棘突出现偏歪，有压痛，椎旁肌肉紧张或有硬结，等等。

患者情况如符合以上三项，即可试行第五章中提到的自我治疗方法，如无效，应尽快就医进行以下5项诊断。①接受颈椎放射检查：包括X线片、CT、MRI检查，排除症状是由骨折、脱位、结核、肿瘤等引起（以上症状禁用手法治疗），从X线片找出致病的椎关节表现，如骨质增生严重侵入椎管、椎间孔、横突孔或椎间隙变窄、椎体轻度滑脱等；从CT、MRI片可显示椎间盘膨出或突出、后纵韧带钙化、黄韧带皱褶等，分析其是否造成脊髓受压及损害程度。②有椎动脉损害症状的患者，可做脑血流图或MRI检查。③怀疑是椎间盘突出的患者，除做CT、MRI检查外，可做肌电图检查。④有脑部和脊髓损害或高血压症状的患者，先请专科检查诊断，若无器质性病变，可按颈椎相关性疾病治疗。⑤有眼、耳、鼻、喉症状的患者，应先由专科鉴别诊断，若非因器官病变致病，可按颈椎相关性病症治疗。

第五章

颈椎病的治疗

JINGZHUIBING DE ZHILIAO

第一节

手术治疗

颈椎病的治疗有手术和非手术之分。大部分颈椎病患者经非手术治疗效果良好，仅有一小部分患者经非手术治疗无效或病情严重而需要手术治疗。

手术治疗主要是解除由于椎间盘突出、骨赘形成或韧带钙化所致的对脊髓或血管的严重压迫，以及重建颈椎的稳定性。脊髓型颈椎病一旦确诊，经非手术治疗无效且病情日益加重者应当积极手术治疗；神经根型颈椎病症状重、影响患者生活和工作，或者出现了肌肉运动障碍者；保守治疗无效或疗效不巩固、反复发作的其他各型颈椎病，应考虑行手术治疗。

术后可根据以下两种评定方式进行患者脊髓功能状态的疗效评定。其中，日本骨科学会制定了对颈脊髓病患者的脊髓功能评定标准（简称17分法）（见表5-1），已经为国际学者所接受。而我国学者也根据我国国情制定了合适的国内标准（简称40分法）（见表5-2），并已经在国内推广应用。

表 5-1　颈椎病患者脊髓功能状态评定（17分法）

Ⅰ.上肢运动功能（4分）
自己不能持筷或勺进餐（0分）
能持勺，但是不能持筷（1分）
虽然手不灵活，但是能持筷（2分）
能持筷及做一般家务劳动，但手笨（3分）
正常（4分）

Ⅱ.下肢运动功能（4分）

不能行走（0分）

即使在平地行走也需用支持物（1分）

在平地行走可不用支持物，但上楼时需用（2分）

平地或上楼行走不用支持物，但下肢不灵活（3分）

正常（4分）

Ⅲ.感觉（6分）

明显感觉障碍（0分）

有轻度感觉障碍（1分）

正常（2分）

Ⅵ.膀胱功能（3分）

尿潴留（0分）

高度排尿困难、尿费力、尿失禁或淋漓（1分）

轻度排尿困难、尿频、尿潴留（2分）

正常（3分）

表5-2　颈椎病患者脊髓功能状态评估（40分法）

Ⅰ.上肢功能（左右分查，共16分）

无使用功能（0分）

勉强握食品进餐，不能系扣、写字（2分）

能持勺子进餐，勉强系扣，写字扭曲（4分）

能持筷子进餐，能系扣，但不灵活（6分）

基本正常（8分）

Ⅱ.下肢功能（左右不分，共12分）

不能端坐，站立（0分）

能端坐，但不能站立（2分）

能站立，但不能行走（4分）

扶双拐或需人费力搀扶勉强行走（6分）

扶单拐或扶梯上下楼行走（8分）

能独立行走，跛行步态（10分）

基本正常（12分）

Ⅲ.括约肌功能（共6分）

尿潴留或大小便失禁（0分）

大小便困难或其他障碍（3分）

基本正常（6分）

Ⅳ.四肢感觉（上下肢分查，共4分）

麻、痛、紧、沉或痛觉减退（0分）

基本正常（2分）

续表

Ⅴ.束带感觉（躯干部，共2分）
有紧束感觉（0分）
基本正常（2分）

药物治疗

据统计，90％～95％的颈椎病患者经过非手术治疗获得痊愈或缓解。非手术治疗目前主要是采用中医、西医、中西医结合以及康复治疗等综合疗法，中医药治疗手段结合西药消炎镇痛、扩张血管、利尿脱水、营养神经等类药物。

01 中医药辨证治疗

中医药辨证治疗：应以分型辨证用药为基本方法。

（1）颈型颈椎病

宜疏风解表、散寒通络，常用桂枝加葛根汤（桂枝、芍药、甘草、生姜、大枣、葛根）或葛根汤（葛根、麻黄、桂枝、芍药、生姜、大枣、甘草），伴有咽喉炎症者加大元参、板蓝根、金银花等。

（2）神经根型颈椎病

以痛为主，偏瘀阻寒凝，宜祛瘀通络，常用身痛逐瘀汤（当归、川芎、没药、桃仁、羌活、红花、五灵脂、秦艽、香附、牛膝、地龙、炙草）；如偏湿热，宜清热利湿，用当归拈痛汤（当归、党参、苦参、苍术、白术、升麻、防己、羌活、葛根、知母、猪苓、茵陈、黄芩、泽泻、甘草、大枣），如伴有麻木，在上述方中加止痉散（蜈蚣、全蝎）。

以麻木为主，伴有肌肉萎缩，取益气化瘀通络法，常用补阳还五汤（黄芪、当归、川芎、芍药、桃仁、红花、地龙）加蜈蚣、全蝎等。

（3）椎动脉型颈椎病

头晕伴头痛者，偏瘀血宜祛瘀通络、化湿平肝，常用血府逐瘀汤（当归、川芎、赤芍、生地、桃仁、红花、牛膝、柴胡、枳壳、桔梗、甘草）；偏痰湿，宜半夏白术天麻汤（半夏、白术、天麻、茯苓、陈皮、甘草、大枣）等。

头晕头涨如裹、胁痛、口苦、失眠者，属胆胃不和，痰热内扰，宜理气化痰、清胆和胃，常用温胆汤（半夏、茯苓、陈皮、竹茹、枳实、甘草）。头晕神疲乏力、面少华色者，取益气和营化湿法，常用益气聪明汤（黄芪、党参、白芍、黄柏、升麻、葛根、蔓荆子、甘草）。

（4）脊髓型颈椎病

肌张力增高，胸腹有束带感者取祛瘀通腑法，用复元活血汤（大黄、柴胡、红花、桃仁、当归、天花粉、穿山甲、炙甘草）。如下肢无力、肌肉萎缩者，取补中益气，调养脾肾法，地黄饮子（附子、桂枝、肉苁蓉、山茱萸、熟地、巴戟天、石菖蒲、远志、石斛、茯苓、麦冬、五味子）合圣愈汤（黄芪、党参、当归、赤芍、川芎、熟地、柴胡）。

交感型颈椎病症状较多，宜根据病情辨证施治。

02 中药外治疗法

有行气散瘀、温经散寒、舒筋活络或清热解毒等不同作用的中药制成不同的剂型，应用在颈椎病患者的有关部位。颈椎病中药外治的常用治法有腾药、敷贴药、喷药等。

03 推拿和正骨手法

具有调整内脏功能、平衡阴阳、促进气血生成、活血祛瘀、促进组织代谢、解除肌肉紧张、理筋复位的作用。基本手法有摩法、揉法、点法、按法与扳法。特别强调的是，推拿必须由专业医务人员进行。颈椎病手法治疗宜柔和，切忌暴力。椎动脉型、脊髓型患者不宜施用后关节整复手法。难以排除椎管内肿瘤等病变者、椎管发育性狭窄者、有脊髓受压症状者、椎体及附件有骨性破坏者、后纵韧带骨化或颈椎畸形者、咽、喉、颈、枕部有急性炎症者、有明显神经官能症者，以及诊断不明的情况下，禁止使用任何推拿和正骨手法。

04 针灸疗法

包括针法与灸法。针法就是用精制的金属针刺入人体的一定部位中，用适当的手法进行刺激，而灸法则是用艾条或艾炷点燃后熏烤穴位进行刺激，通过刺激来达到调整人体经络脏腑气血的目的。

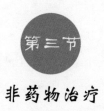

非药物治疗

01 康复治疗（物理因子治疗）

物理因子治疗的主要作用是扩张血管、改善局部血液循环，解除肌肉和血管的痉挛，消除神经根、脊髓及其周围软组织的炎症、水肿，减轻粘连，调节植物神经功能，促进神经和肌肉功能恢复。

常用治疗方法有直流电离子导入疗法、低频调制的中频电疗法、超短波疗法、超声波疗法、超声电导靶向透皮给药治疗、高电位疗法、光疗（紫外线疗法、红外线疗法）、其他疗法如磁疗、电兴奋疗法、音频电疗、干扰电疗、蜡疗、激光照射等。

02 牵引治疗

颈椎牵引是治疗颈椎病常用且有效的方法。颈椎牵引有助于解除颈部肌肉痉挛，使肌肉放松，缓解疼痛；松解软组织粘连，牵伸挛缩的关节囊和韧带；改善或恢复颈椎的正常生理弯曲；使椎间孔增大，解除神经根的刺激和压迫；拉大椎间隙，减轻椎间盘内压力。调整小关节的微细异常改变，使关节嵌顿的滑膜或关节突关节的错位得到复位。

颈椎牵引治疗时必须掌握牵引力的方向（角度）、重量和牵引时间三大要素，才能取得牵引的最佳治疗效果。

（1）牵引方式：常用枕颌布带牵引法，通常采用坐位牵引，但病情较重或不能坐位牵引时可用卧式牵引。可以采用连续牵引，也可用间歇牵引或两者相结合。

（2）牵引角度：一般按病变部位而定，如病变主要在上颈段，牵引角度宜采用 0°～10°，如病变主要在下颈段（颈 5~7），牵引角度应稍前倾，可在 15°～30° 之间，同时注意结合患者舒适感受来调整角度。

（3）牵引重量：间歇牵引的重量可以其自身体重的 10%～20% 为宜，持续牵引则应适当减轻。一般初始重量较轻，如 6 kg 开始，以后逐渐增加。

（4）牵引时间：牵引时间以连续牵引 20 分钟，间歇牵引则 20~30 分钟为宜，每天一次，10~15 天为一疗程。

（5）注意事项：应充分考虑个体差异，年老体弱者宜牵引重量轻些，牵引时间短些，年轻力壮者则可牵重些长些；牵引过程要注意观察询问患者的反应，如有不适或症状加重者应立即停止牵引，查找原因并调整、更改治疗方案。

（6）牵引禁忌证：牵引后有明显不适或症状加重，经调整牵引参数后仍无改善者；脊髓受压明显、节段不稳严重者；年迈椎骨关节退行性变严重、椎管明显狭窄、韧带及关节囊钙化骨化严重者。

03 手法治疗

手法治疗是颈椎病治疗的重要手段之一，是以颈椎骨关节的解剖及生物力学的原理为治疗基础，针对其病理改变，对脊椎及脊椎小关节进行推动、牵拉、旋转等手法的被动活动治疗，以调整脊椎的解剖及生物力学关系，同时对脊椎相关肌肉、软组织进行松解、理顺，达到改善关节功能、缓解痉挛、减轻疼痛的目的。

常用的方法有中式手法及西式手法。中式手法指中国传统的按摩推拿手法，一般包括骨关节复位手法及软组织按摩手法。西式手法在我国常用的有麦肯基（Mckenzie） 方法、关节松动手法（Maitland）、脊椎矫正术（Chiropractic）等。

应特别强调的是，颈椎病的手法治疗必须由训练有素的专业医务人员进行。手法治疗宜根据个体情况适当控制力度，尽量柔和，切忌暴力。难以排除椎管内肿瘤等病变者、椎管发育性狭窄者、有脊髓受压症状者、椎体及附件有骨性破坏者、后纵韧带骨化或颈椎畸形者，咽、喉、颈、枕部有急性炎症者，有明显神经官能症者，以及诊断不明的情况下，慎用或禁止使用任何推拿和正骨手法。

04 运动治疗

颈椎的运动治疗是指采用合适的运动方式对颈部等相关部位以至全身进行锻炼。运动治疗可增强颈肩背肌的肌力，使颈椎稳定，改善椎间各关节功能，增加颈椎活动范围，减少神经刺激，减轻肌肉痉挛，消除疼痛等不适，矫正颈椎排列异常或畸形，纠正不良姿势。长期坚持运动疗法可促进机体的适应代偿过程，从而达到巩固疗效，减少复发的目的。

　　颈椎运动疗法常用的方式有徒手操、棍操、哑铃操等，有条件也可用机械训练。类型通常包括颈椎柔韧性练习、颈肌肌力训练、颈椎矫正训练等。此外，还有全身性的运动如跑步、游泳、球类等也是颈椎疾患常用的治疗性运动方式。可以指导颈椎病患者采用"颈肩疾病运动处方"。

　　运动疗法适用于各型颈椎病症状缓解期及术后恢复期的患者。具体的方式方法因不同类型颈椎病及不同个体体质而异，应在专科医师指导下进行。

05 矫形支具应用

　　颈椎的矫形支具主要用于固定和保护颈椎，矫正颈椎的异常力学关系，减轻颈部疼痛，防止颈椎过伸、过屈、过度转动，避免造成脊髓、神经的进一步受损，减轻脊髓水肿，减轻椎间关节创伤性反应，有助于组织的修复和症状的缓解，配合其他治疗方法同时进行，可巩固疗效，防止复发。

　　最常用的有颈围、颈托，可应用于各型颈椎病急性期或症状严重的患者。颈托也多用于颈椎骨折、脱位，经早期治疗仍有椎间不稳定或半脱位的患者。乘坐高速汽车等交通工具时，无论有还是没有颈椎病，戴颈围保护都很有必要。但应避免不合理长期使用，以免导致颈肌无力及颈椎活动度不良。

　　无论哪一型颈椎病，其治疗的基本原则是先非手术治疗，无效后再手术。这不仅是由于手术本身所带来的痛苦和易引起损伤及并发症，更为重要的是颈椎病本身，绝大多数可以通过非手术疗法使其停止发展、好转甚至痊愈。除非具有明确手术适应证的少数病例，一般均应先从正规的非手术疗法开始，并持续 3~4 周，一般均可显效。对个别呈进行性发展者（多为脊髓型颈椎病），则需当机立断，及早进行手术。

麦肯基疗法（颈部练习）

01 颈部练习的准则

麦肯基疗法颈部练习分为 7 个部分。

颈部练习的目的是消除疼痛，并且在可能的情况下恢复颈部的正常机能。也就是说，完全恢复颈部的功能，或者在现有条件允许的情况下尽可能恢复颈部的活动能力。

如果是为了消除疼痛而练习时，应将动作的幅度做到感觉到疼痛为止，然后再放松并恢复到开始前的状态。

如果是为了缓解僵硬感而练习，可以通过用手轻轻地推动来施加额外的压力（比仅仅通过头部或颈部运动所感觉到的压力更大）来使运动幅度达到最大。

练习后，应当记得纠正自己的姿势并养成保持良好姿势的习惯。在颈部疼痛痊愈后，养成并保持良好姿势的习惯对预防颈部疼痛复发也是必要的。

为了确定本练习方案是否适合你，你需要注意疼痛的位置是否发生了变化，这一点非常重要，随着练习的持续，你可能会发现原来位于脊椎一侧、扩散到肩膀或手臂的疼痛移动到了颈部的中部，这是一个好现象。如果你感觉到疼痛从远离颈部的地方移动到了颈椎的中部，这就表明你的练习有了效果，麦肯基疗法适合你使用。

如果颈部疼痛十分剧烈，只能勉强移动头部，并且无法舒服地躺在床上，在练习时就要尤其小心，千万不可操之过急。

刚开始练习时，疼痛可能会有所增加。这种疼痛增加是完全正常的。随着练习的持续，这种疼痛会很快消退，至少也会降低到开始练习前的状态。疼痛消退或降低到原先的水平通常都发生在第一组练习中。在头几组之后，疼痛应该会在减退的同时发生集中。一旦疼痛不再四处蔓延，而是集中到中部，疼痛的强度就会在两天的时间内迅速增长。之后再过 1~4 周，疼痛就会完全消失。

症状的改善可能有很多种表现：疼痛可能会变得不那么强烈和频繁；在活动更长时间后疼痛才会出现；在动作幅度更大之后才会感觉到疼痛；持续性疼痛可能会变成间歇性疼痛；疼痛可能会集中（这样的疼痛不但更容易忍受，而且也是麦肯基疗法取得进展的征兆）。

但是，如果一开始时新增的疼痛不仅没有消失，反而程度越来越重，范围也越来越大，应立即停止练习，并咨询医疗专家的意见。也就是说，如果在练习后症状马上加重并持续到第二天，应立即停止练习。如果在练习的过程中，手臂的疼痛第一次蔓延到了肘部以下，或者肘部以下的疼痛变得更加严重，也应立即停止练习。

如果疼痛症状已经断断续续地持续了至少几周或好几个月，想要在两三天之内就完全摆脱疼痛也是不现实的。长期性疼痛发生好转的速度要比新近患上的疼痛慢一些，不过只要练习正确，通常大约 10~14 天后就会感觉到好转。

在学习这些练习时，应当保持坐姿，完全掌握了这些练习后，可以根据个人喜好选择坐姿或者站姿，不过，如果坐着练习时感觉疼痛太过剧烈，无法忍受，也可以躺下练习。躺下练习时疼痛会有所减轻，因为此时颈椎受到的压力要小得多。如果年龄已经超过了60 岁，也应该躺着练习。年纪较大的人在做颈部伸展练习的时候偶尔会感觉到头晕或伴有轻度的头痛。如果疼痛的症状持续不断，应停止练习并向医疗专家咨询；如果在练习时没有感觉到什么不良反应，就可以放心地坐着练习；如果由于伤病的原因不能或不宜平躺，在练习时应保持坐姿。年龄在 60 岁以上的人以及某些不宜躺着练习的人也可以尝试坐着练习，不过在第一次练习时，应格外小心，并且叫人陪伴在身边，以便在发生晕眩或轻度头痛时提供必要的帮助。

在进行本项练习时，应该停止之前的各项练习。同时也应该暂时停止健身，并且不要参加其他体育活动，应在疼痛完全消退后再进行以前参加的各项运动，如果坚持要在疼痛消退前参加各项体育运动，至少也要避免参与会发生肢体接触的项目。可以循序渐进地逐步参与那些不会发生肢体接触的体育项目先试一试，如果疼痛加重，要等到病痛完全消退后再参加这些运动。开始练习后可能会产生新的疼痛，这些新的疼痛与原有的疼痛会有些不同，并且通常出现在颈部和肩部以前不觉得疼痛的部位，随着练习的进行，这些新的疼痛会在几天之内消失。

如果练习中身体又产生了新的疼痛，可能是由于练习不够充分或者动作不够标准。新的动作、新的练习，产生新的暂时性疼痛完全正常。一般而言，每天需要练习 6~8 次。

02 七步练习法

颈部练习 1　坐式头部回缩运动

坐在椅子或凳子上，平视前方，并完全放松，此时头部会微微伸出。缓慢且平稳地向后移动头部，直到不能再向后为止。在做这个动作时，不要将下巴翘起，一直平视前方，不要让头部向后倾斜，也不要向上看。当头部向后移动到最大幅度后，就做出了头部回缩的姿势。保持这个姿势几秒钟，然后放松，这时头部和颈部就会恢复自然突出的姿势。

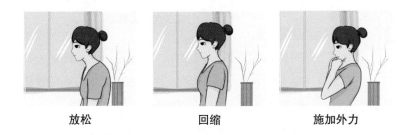

放松　　　　　　　回缩　　　　　　　施加外力

在练习这种由多个动作组成的练习时，在心里默念"压力增加、压力减少"。这样可以保证每个动作都做够时间，并且使练习动作保持一个固定的节奏。也可以将双手放在下巴上，并将头部慢慢地进一步向后推，这样可以使练习更加有效。

本项练习主要用于对颈部疼痛的治疗，而不是预防，在治疗颈部疼痛时，本项练习应当每天做 6~8 组，每组 10 次。如果在练习的同时感觉到突发的疼痛，可以用"练习 3　平躺头部回缩运动"代替，如果用于预防，应当在感觉需要的时候就做 5~6 次。

颈部练习2　坐式颈部伸展运动

在做本项练习之前应先做练习1。保持坐姿，<u>重复做几遍练习1</u>，然后保持头部回缩的姿势，准备做练习2。

抬起下巴，头部后仰，就像要仰望星空一样，做这个动作时不要向前移动脖子。尽量后仰头部，并不断地将头部稍稍左右转动，转动约2厘米，与此同时，进一步向后仰头，几秒钟后，恢复到开始时的姿势。每次练习时确保将动作尽可能做到最大幅度。

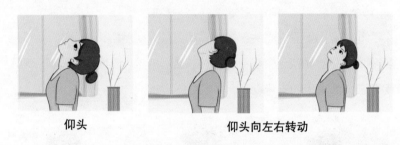

仰头　　　　　　　　仰头向左右转动

这项练习既可以用于颈椎病的治疗，也可以用于颈椎病的预防。练习2应当每天做6~8组，每组10次。如果在练习的同时感觉到疼痛难忍，可以用"练习3　平躺头部回缩运动"代替。

在完全掌握练习1和练习2之后，你就可以将这两项练习合在一起做了。

颈部练习3　平躺头部回缩运动

仰卧在床上，头部放在床边，不要靠在床头上，可以横躺在双人床上，或者头朝床尾躺在单人床上。平躺在床上，放松头部和肩膀，不要使用枕头，准备开始练习3。

使用头部的力量（不要用手）尽量将头部向床垫上压，同时收回下颌。也就是说，要在直视天花板的同时尽量将头部向后移动，保持这一姿势几秒钟，然后放松。此时头部和颈部会自然恢复到开始时的姿势。每次练习时请确保头部和颈部已经向后移动到了最大幅度。

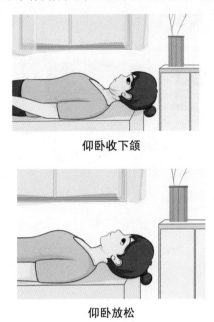

仰卧收下颌

仰卧放松

本项练习主要用于急性颈部疼痛的治疗。如果练习 1 和练习 2 没有什么效果，可以试一试本项练习。这项练习很有效，对练习者的要求也不像前两项练习那么高。在做完 10 次头部回缩的动作后，要评估一下这个练习对颈部疼痛症状的影响，如果疼痛集中或者强度减轻，就可以放心地继续进行本项练习，每天练习 6~8 组，每组 10 次。

如果疼痛显著加重并蔓延到了离脊椎较远的位置，或者手指有针刺感和麻木感，应停止练习并向医疗专家咨询。

颈部练习 4　平躺颈部伸展运动

在做本项练习之前，必须先做练习 3。仰卧在床上，用一只手支撑住头部，慢慢移动，使头、脖子和肩膀都露在床沿外。

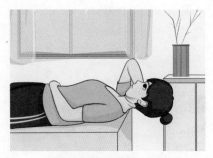

仰卧单手支撑头部上移

在用一只手支撑住头部的同时，缓慢地仰头，然后逐步把手移开，并尽可能地看地板，将头部的动作幅度做到最大。在保持这一姿势的同时不断地将头部稍稍左右转动，并继续努力后仰，颈部伸展的幅度达到最大之后，保持这个姿势放松 2~3 秒。

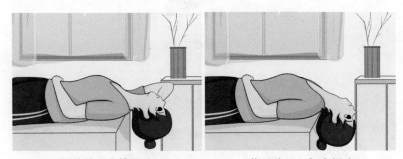

仰卧单手支撑仰头　　　　　　　将手移开，加大幅度

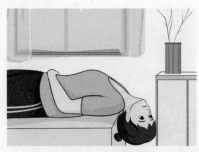

保持后仰，左右转动

将手托在脑后，慢慢使头部恢复到水平的位置，然后移动身体，使头部再次完全靠在床上，回到休息的状态。在做完这项练习后，要平躺在床上休息几分钟然后再起来，休息的时候不要使用枕头。本项练习主要用于急性颈部疼痛的治疗，如同练习3一样，本项练习也很有效，而且对身体素质的要求不像其他练习那么严格。在做练习4之前一定要先做练习3，而且每组练习中练习4只需做一次。除了练习时身体的姿势不同之外，练习1与练习3、练习2与练习4其实是一样的。

颈部练习5　颈部侧弯运动

坐在椅子上，重复做几次练习1，然后保持头部回缩的姿势准备开始练习5。

将颈部向一侧弯曲，然后继续向感到疼痛的一侧弯曲头部。也就是说，平视前方，让一只耳朵靠近肩膀（不要转动头部）。记得在做这个动作时头部一定要保持回缩的姿势。也可以将手放在头部一侧，轻轻地将头部进一步向疼痛的一侧扳，这样将使练习更加有效。保持这个姿势几秒钟，然后恢复到开始的姿势。

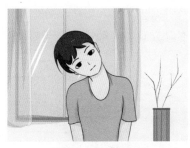
颈部向疼痛侧侧屈

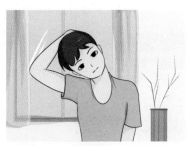
侧屈加强

这项练习对单侧疼痛或者偏向一侧的疼痛特别有效。练习5每天应当做6~8组，每组10次，直到疼痛发生集中为止。

颈部练习6　颈部转动运动

首先坐在椅子上，做几遍练习1，其次保持头部回缩的姿势，准备开始做练习6。

将头部从一侧转到另一侧，尽量将转动的幅度做到最大，同时保持头部回缩的姿势。如果在转向一侧时感觉到的疼痛比转向另一侧时大，可以只做转向疼痛一侧的动作，随着练习的继续，这种疼痛应该会集中到中部，或者逐渐消退。

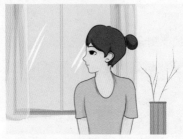

颈部左／右转动至最大幅度

如果疼痛加重，或者疼痛没有发生集中，改为只做转向疼痛较轻一侧的动作。等到转向一侧的痛感与转向另一侧相当时，或者转动头部不会感觉到疼痛的时候，可以继续从一侧转向另一侧的练习。

在转动时，使用双手慢慢地进一步加大头部的运动的幅度会使练习更加有效。将转动到最大幅度的姿势保持几秒钟，然后恢复到开始时的状态。

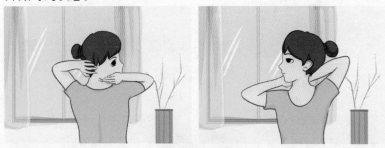

颈部转动加强

本项练习既可以用来治疗颈部疼痛，又可以用来预防颈部疼痛。用作治疗时，需要每天做 6~8 组，每组 10 次，不论疼痛有没有集中，有没有减缓，练习 6 只能在做过练习 1 和练习 2 之后才能做。用作预防颈部疼痛时，每隔 2~3 天做一组，每组 5~6 次，或者根据需要自由调节。

颈部练习 7　坐式颈部弯曲运动

坐在椅子上，目视前方，并完全放松，准备做练习 7。低头含胸，让下巴尽量靠近胸部，双手交叠于脑后。放松双臂，手肘指向地面。此时，双臂的重量将进一步下拉头部，使下巴进一步靠近胸部。

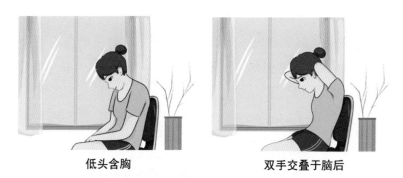

低头含胸　　　　　　　　双手交叠于脑后

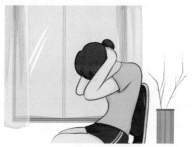

双侧手肘内收

双手微微用力将头部进一步向下降低将使本项练习更加有效，保持头部最接近胸部的姿势 2~3 秒，然后恢复到开始时的姿势。

本项练习主要用于治疗头痛，并对急性发作恢复之后残留的颈部疼痛和僵硬感也有一定的效果。不论是哪种情况本项练习都应当每天做 6~8 组，每组 2~3 次。

在治疗头痛时，可以将练习 7 和练习 1 结合起来使用。在治疗颈部疼痛和僵硬时，请一定要在练习 7 之后做练习 1 和练习 2。

03 进行颈部练习的时机

（1）疼痛显著时

在急性疼痛发作时，只要能够下床（尽管可能会有些困难），就应当尽量先从练习 1 开始练习。只靠这项练习就可以显著缓解疼痛。

在条件允许的情况下，应当尽快在做过练习 1 之后开始练习 2。练习 1 和练习 2 需要坚持不断地练习，直到感觉症状显著好转为止。

如果在 15 分钟左右的时间内做了 3~4 组练习 1，但疼痛仍然十分剧烈无法忍受，应停止练习，并用练习 3 来代替练习 1，进行过几组练习之后，疼痛应当会逐渐减轻并集中，一旦练习 3 产生效果，如果身体条件允许，应在继续练习 3 的同时开始练习 4。

每个人开始做练习 4 的时机各不相同，不过总的来说都是越早越好，要密切关注疼痛是否发生变化。如果在练习几天后，疼痛减轻，或发生集中，练习就是正确的，不久之后，疼痛就会消失，并被一种紧绷或僵硬感所代替。

如果感觉症状明显改善（一般发生在开始躺下练习一两天后），应逐步减少练习3和练习4的组数，并用练习1和练习2代替。

几天之后，就只需要坐着练习了（而不是躺在床上），在这一阶段，疼痛完全消失的时段会变得越来越长，频率也会越来越高。

等到急性疼痛消退后，要继续进行急性疼痛消退后的练习。

（2）没有反应或没有改善

如果你患的是单侧疼痛，或一侧疼痛明显比另一侧严重，练习无效的情况就很容易发生。在这种情况下，你应该先做练习5。不论疼痛有没有减轻、有没有发生集中，在做完练习5之后请立即做练习1和练习2。坚持2~3天后，你可能就会发现疼痛在身体两侧的分布变得更加平均并发生集中。此时，你就可以逐步减少练习5的组数了。疼痛显著缓解并发生集中后，要继续进行急性疼痛消退后的练习。

（3）急性疼痛消退后

急性疼痛消退后，在向两侧扭头及低头向下看的时候，仍然会感觉到有些疼痛或僵硬。这一阶段是过度拉伸和受损的软组织进行修复的阶段，在这一阶段，需要恢复软组织的弹性和脊椎的灵活性，并注意不要造成新的损伤。

如果在扭头的时候会感觉到痛，应该做练习6。如果在低头的时候会感觉到痛，应做练习7。在练习时，一定要将动作幅度做到最大，然后再放松。大约2~3周后，疼痛就会完全消失。在做练习6和练习7时，一定要记得同时做一做练习1和练习2。

如果在练习时不会觉得痛，而只是感觉有些麻木，应当在练习时用双手施加额外的压力，这样，动作幅度才会达到最大。活动能力应该会在3~6周内完全恢复。完全恢复后，要接着进行疼痛和僵硬感消失后的练习。

（4）疼痛和僵硬感消失后

许多颈部疼痛患者会有很长一段时间感觉疼痛较轻，或者完全没有疼痛。只要曾经有颈部疼痛发作（一次或多次），就应当进行练习，即使此时此刻并不觉得疼痛。不过在这种情况下不需要做疼痛发作时的全部练习，也不需要每两个小时就做一次。

为了预防颈部疼痛复发，可以做练习 6、练习 1 和练习 2。最好每天早晚各做一组。此外，每当在工作或坐着感觉到颈部有些紧绷时，都应当做一做练习 1 和练习 2，这两项练习甚至比时刻注意正确的姿势都要来得重要。

（5）复发时

一旦颈部疼痛有复发的迹象，应当立即开始做练习 1 和练习 2。如果疼痛已经十分严重，无法进行练习 1 和练习 2，或者练习 1 和练习 2 已经不再有效，应开始做练习 3 和练习 4，如果疼痛偏向一侧，并且在练习后疼痛没有集中，应先做练习 5，与此同时，还需要格外注意姿势，经常进行纠正姿势的练习，并保持正确的姿势。

（6）头痛时

麦肯基疗法的颈部练习（尤其是练习 1 和练习 7）也可以缓解头痛。在头痛发作的头三天，应当定时做练习 1，感觉头痛更加严重时也可以做一做。如果疼痛有所减轻，但并没有完全消失，可以在练习 1 之后再加上练习 7。练习 7 对扩散到头顶和眼部的头痛十分有效。也可以在刚刚感觉到头部有紧绷感时就开始这些练习，这样可以有效地预防头痛发生。

如果这两项练习没有使头痛减轻，在接下来的三天当中应当练习一下练习 4，并在练习 4 之后继续做练习 1、练习 2 和姿势矫正练习。随着症状的减轻，可以逐渐减少练习 4 的次数并最终停做，但练习 1 和练习 2 应当坚持下去。

如果练习没有缓解头痛，或者头痛在练习时加重并一直持续到第二天，应立即停止练习并向医疗专家咨询。

04 给急性颈部疼痛患者的建议

麦肯基疗法虽然有效，为了保证安全也要在医师的指导下进行。如果是第一次患上颈部疼痛，并且疼痛在发作 10 天后仍不见好转，应先向医生进行咨询。如果颈部疼痛的同时还伴有其他并发症（如剧烈的刺痛、头颈部不能伸直以及持续性的剧烈头痛等），也应先向医生进行咨询。

时刻保持昂头挺胸的姿势，如果在工作、读书、编织或缝纫时低头含胸，颈部已经被过度拉伸的软组织将会受到额外的拉力，保持良好的姿势至关重要。

避免大幅度前后左右转头的动作，动作时速度不要太快，尤其是在扭头的时候。

避免最早引起疼痛的那些动作和姿势，给肌体足够的时间来恢复。

睡觉时枕头不要垫太高，能用一个枕头就用一个枕头，睡前先平整一下枕头，以便枕头能够给予颈部足够的支撑。

不要趴着睡，这个姿势对颈部的压力很大。

不要长时间躺在浴缸里，因为躺在浴缸里时颈部会处在极度弯曲的状态。

刚开始练习时疼痛可能会随时加重，随着练习的进行，这种疼痛一般都会消退或者集中。（如果颈部疼痛急性发作，请参考颈部相关的应急措施。）

05 自我治疗说明

（1）不要卧床休息，尽量挺直头部，避免一切引起疼痛的动作。

（2）坐下时，使用颈部支撑卷来维持安全的坐姿。

（3）不要低头，不要前后左右转头，不要快速活动头颈部。

（4）先做练习1。如果在做过练习1之后疼痛有所缓解，再做练习2。如果练习1没有效果，或者症状加重，请马上做练习3和练习4。练习每两个小时做一组，练习3每组做10次，练习4每组做1次。

（5）如果疼痛主要偏向于一侧，且练习1、2、3、4均不能减缓疼痛，先做练习5，然后做练习1和练习2。练习5、练习1和练习2每两个小时做一组，每组每项练习各做10次。

注意：要在遵循注意事项的前提下进行练习。